DOCUMENTS CHIRURGICAUX.

DE
LA GUÉRISON COMPLÈTE ET RAPIDE

DES

RÉTRÉCISSEMENTS DE L'URÈTRE

AUTREFOIS RÉPUTÉS INCURABLES,

OU

DE LA STRICTUROTOMIE INTRA-URÉTRALE.

DOCUMENTS CHIRURGICAUX

DE
LA GUÉRISON COMPLÈTE ET RAPIDE

DES
RÉTRÉCISSEMENTS DE L'URÈTRE

AUTREFOIS RÉPUTÉS INCURABLES,

OU
DE LA STRICTUROTOMIE INTRA-URÉTRALE

**Avec divers documents
sur un
procédé de cathétérisme pour éviter la ponction de la vessie,
sur quelques cas remarquables de lithotripsie,
ET SUR
UN APPEL A L'ACADÉMIE DE MÉDECINE
contre une décision erronée**

PAR G. GUILLON,

Docteur en médecine de la Faculté de Paris,
Chevalier de la Légion d'honneur,
Chirurgien honoraire des dispensaires de la Société philanthropique,
ex-chirurgien des hussards de la Garde royale,
Ancien chirurgien consultant du roi Louis-Philippe,
trois fois lauréat de l'Académie des sciences
(Institut impérial de France).

PREMIER FASCICULE.

Deuxième édition, avec deux planches.

PARIS

TYPOGRAPHIE HENNUYER, RUE DU BOULEVARD DES BATIGNOLLES, 7.

1860

LA
STRICTUROTOMIE INTRA-URÉTRALE

RENVOYÉE

UNE SECONDE FOIS AU CONCOURS D'ARGENTEUIL.

Lorsque le *Bulletin de l'Académie de médecine*, numéro du 15 décembre 1856, eut annoncé que l'illustre compagnie avait été autorisée à accepter la fondation des prix du baron Barbier, professeur et chirurgien en chef à l'hôpital militaire du Val-de-Grâce, je me suis placé au nombre des prétendants à ce prix, qui est annuel, et qui doit « *être décerné à celui qui découvrira des* « *moyens complets de guérison pour des maladies recon-* « *nues le plus souvent incurables.* »

Autorisé à croire, d'après les termes favorables d'un rapport adopté à l'unanimité par l'Académie de médecine, que mes travaux sur les rétrécissements de l'urètre me plaçaient dans les conditions de cette institution, je n'ai pas hésité à présenter au concours ma méthode de stricturotomie intra-urétrale, au moyen de laquelle *on guérit complétement et radicalement aujourd'hui les rétrécissements urétraux qui, autrefois, étaient tout à fait incurables.* Je l'ai présentée avec d'autant plus de confiance, que cette stricturotomie est maintenant acquise à la pratique chirurgicale ; qu'elle est adoptée par plusieurs de mes anciens compétiteurs, par plusieurs de mes anciens juges du concours d'Argenteuil ; et qu'un de ces anciens juges, qui rejetait autrefois cette méthode de traitement, M. Civiale, la trouve aujourd'hui tellement de son goût, qu'il veut absolument se l'approprier. — Ces faits me paraissaient suffisants pour démontrer d'une manière péremptoire la valeur réelle de ce progrès chirurgical, et par suite pour établir mes titres au prix Barbier.

Les travaux que j'avais adressés au concours des prix Barbier ayant été renvoyés aux Commissions des prix d'Argenteuil, je publie cette seconde édition de mes Documents chirurgicaux, afin d'éclairer l'opinion et pour sauvegarder de la convoitise de certains confrères des procédés chirurgicaux qui m'appartiennent.

Cette brochure réunit dans ce but des documents qui démontreront que M. Civiale, esprit emprunteur et peu inventif, ne saurait, à la faveur d'une fondation, s'approprier ma stricturotomie, quoique dans le dernier livre que lui a fait Bégin, on la lui ait attribuée, *en dénaturant les faits et en défigurant mon nom.* Enfin, puisque M. Civiale conserve toujours la même prédilection pour les inventions toutes faites, je reproduirai ici quelques lignes d'un discours inaugural de M. Imbert-Gourbeyre, professeur à l'Ecole de médecine de Clermont-Ferrand, en les empruntant au *Moniteur des Hôpitaux* du 4 août 1859 :

« En 1812, Fournier (de Lempdes), élève de cette
« Ecole, eut l'idée d'aller perforer ou briser la pierre
« dans la vessie, au moyen d'instruments ingénieux
« qui depuis ont été perfectionnés. Il fit ses premiers
« essais dans notre hôpital. Il les répéta en 1817 et 1818
« à Paris à l'hôpital Saint-Louis, devant Biett et Riche-
« rand. Mais *sic vos non vobis...* D'autres lui ont enlevé
« et se sont disputé plus tard cette invention (MM. Ci-
« viale et Leroy); ils lui doivent leur célébrité et leur
« fortune. Fournier, inventeur malheureux et méconnu,
« a subi une de ces injustices dont l'histoire des décou-
« vertes est pleine... »

Or, je dois en faire la remarque : si le rapport de la Commission qui a suivi mes expérimentations pendant dix années consécutives n'avait pas été inséré dans le *Bulletin de l'Académie de médecine,* M. Civiale me dépouillerait de la stricturotomie, comme il a dépouillé M. Fournier de l'invention de la lithotritie.

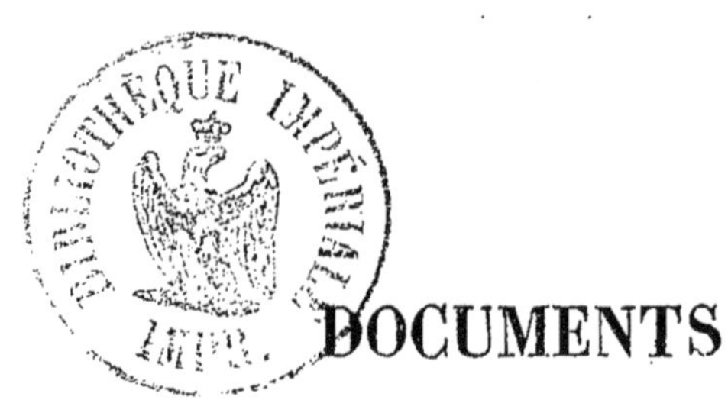

DOCUMENTS

CHIRURGICAUX

PREMIER DOCUMENT.

La fondation philanthropique de M. Civiale peut-elle lui faire attribuer certains perfectionnements appartenant à d'autres praticiens?

M. Civiale, en faisant insérer dans tous les journaux la note qu'il a communiquée à l'Académie des sciences et à l'Académie de médecine, sur la fondation d'un service de calculeux dans l'un des hôpitaux de Paris, a voulu donner à cette bonne action toute la publicité possible. A-t-il espéré, en agissant ainsi, attacher son nom, *sous la sanction de l'autorité administrative,* à deux perfectionnements introduits par moi dans la thérapeutique des rétrécissements de l'urètre et de l'affection calculeuse ? C'est ce que porte à croire cette phrase insidieuse : « Les indigents attaqués de la pierre, ou « de toute autre maladie affectant les organes génito-uri- « naires, *continueront d'être traités par les procédés que* « *j'*AI FAIT CONNAITRE. »

Or, comme jusqu'à ce jour je n'ai pas revendiqué assez hautement, et ainsi que j'aurais dû le faire, les emprunts de cet habile confrère, je ne puis différer plus longtemps de rendre publics les faits ci-après.

Pour bien édifier le lecteur sur la nature des sentiments de ce philanthrope et sur son parfait désintéressement, je reproduirai tout d'abord ce qu'on lit dans le *Cosmos* du 19 juin 1857, rédigé par le savant abbé Moigno, au sujet de la réclamation que j'avais adressée à l'Académie des sciences le 8 du même mois :

« M. le docteur Guillon croit devoir protester à son tour contre la phrase dans laquelle M. Civiale annonce que, grâce à la fondation faite par lui à l'hôpital de la Charité, *les indigents atteints de la pierre, ou de toute autre maladie affectant les organes génito-urinaires, continueront à être traités d'après les procédés que lui, M. Civiale, a fait connaître.* Ces derniers mots sont évidemment de trop; l'habile chirurgien aurait dû les supprimer et se borner à dire que les malades seront traités d'après les procédés dont la science moderne s'est enrichie. Ne serait-ce pas attenter à la fois au progrès et à l'humanité que de vouloir condamner les successeurs de M. Civiale à ne se servir que des méthodes et des moyens découverts et employés par lui? S'il s'agit de lithotritie, qu'a-t-il découvert? une forme d'instrument aujourd'hui complétement abandonnée. — Déjà, en août 1836 (*Comptes rendus*, t. III, p. 164), l'Académie des sciences adoptait un rapport dans lequel MM. Roux et Larrey déclaraient formellement : 1° qu'au lieu d'agir sur les calculs urinaires avec des instruments à forets, et fonctionnant par une sorte de térébration successive, on les brise aujourd'hui par une compression brusque et graduée, selon la volonté de l'opérateur et d'après la méthode de Jacobson; 2° que M. Leroy d'Etioles avait émis le premier l'idée du brise-pierre à écrou brisé, dont M. Civiale revendiquait la priorité. Le véritable inventeur du procédé actuel de lithotripsie est donc M. Jacobson; les meilleurs lithotriteurs sont ceux de M. Guillon, avec lesquels on fait, dans une seule séance, ce qu'on ne ferait qu'en huit ou dix séances avec les anciens instruments.—S'il s'agit des autres maladies des voies urinaires, des rétrécissements de l'urètre, par exemple, les prétentions de M. Civiale sont plus incroyables encore, car il est démontré pour nous, jusqu'à l'évidence, que la méthode de guérison exposée par lui dans le *Bulletin de Thérapeutique* et ailleurs ne diffère que par des détails tout à fait secondaires de celle de M. Guillon dont, dans un rapport approuvé par l'Académie de médecine en 1849, M. Lagneau avait dit qu'elle guérit complétement et radicalement une maladie aussi grave qu'elle est fréquente, et qui, avant lui, était tout à fait incurable. » (COSMOS; *Revue encyclopédique hebdomadaire des progrès des sciences,* t. X, p. 638.)

Je le rappellerai ici très-succinctement, les brise-pierre,

auxquels on a attaché le nom de M. Civiale, en 1836, *ont des cuillers larges et peu élevées*, comme celles de mes lithotripteurs, dont le dessin avait été déposé par moi à l'Académie des sciences, avec une note explicative, le 5 août 1833, ainsi que le constatent plusieurs journaux de cette époque (1).

En conséquence, les brise-pierre de M. Civiale, confectionnés plusieurs années après les miens, doivent être considérés comme des copies du lithotripteur pour lequel l'Académie des sciences m'a décerné un encouragement de 2,000 fr., en 1847, dans le concours Montyon de 1845, — et je suis fondé à revendiquer la portion la plus importante de cette prétendue invention de M. Civiale, c'est-à-dire des cuillers larges et peu élevées dans lesquelles les calculs sont écrasés, — premier perfectionnement que j'ai fait subir, en 1833, aux brise-pierre à marteau de M. Heurteloup.

Quant à la *stricturotomie*, je la pratiquais dès 1827, à l'époque où M. Civiale vantait la cautérisation, que j'ai beaucoup contribué à faire abandonner; je revendique cette méthode tout entière, en faisant observer que les perfectionnements que M. Civiale prétend y avoir ajoutés ne consistent qu'en quelques modifications rétrogrades et inadmissibles.

Le document ci-après fera connaître la conduite de M. Civiale, devenu mon juge au concours d'Argenteuil à l'Académie de médecine en 1844. On verra qu'étant à la fois juge et partie, il rejeta ma méthode de traitement, parce qu'il ne voulait pas, sans doute, que le prix d'Argenteuil fût décerné à un praticien qui habitait Paris comme lui et dont il craignait la concurrence..... Ce fut du moins l'opinion générale qui l'accusa hautement de ce calcul.

(1) Voici ce qu'on lit dans la *Gazette des Hôpitaux*, du 26 septembre 1833, dans le procès-verbal de la Société de médecine pratique du 1er août, présidence du baron Ant. Dubois :

« M. Guillon annonce qu'il vient de faire confectionner un lithotripteur au moyen duquel les calculs vésicaux sont, dans le plus grand nombre de cas où la lithotritie est praticable, *pulvérisés presque instantanément* et le détritus entraîné au dehors. »

Il a été facile à M. Civiale, membre de cette Société, d'avoir des renseignements sur ma communication par feu Nauche, à qui j'ai donné de longues explications sur mon instrument, et même de trouver l'ouvrier qui l'avait confectionné. Il a eu assez de temps pour cela.

— Mon but, en faisant cette communication, était de prendre date.

Et quatre années plus tard, en 1848, alors qu'il avait pu, en sa qualité de juge, examiner mes travaux sur ce sujet, et s'assurer de la valeur réelle des résultats que j'avais obtenus de la stricturotomie, sous les yeux de la Commission académique qui avait suivi mes expérimentations pendant plus de dix ans, M. Civiale, non-seulement abandonna ses préventions injustes, mais de plus, à dater de cette époque, il chercha à s'approprier mes procédés; dans ce but, il attacha son nom à une copie de l'urétrotome que j'avais montré, en sa présence, à la Société de médecine pratique, le 7 avril 1831; c'est-à-dire dix-sept ans auparavant.

(Voir l'extrait du procès-verbal de la Société de médecine pratique du 7 avril 1831, présidence de M. le baron Dubois, consigné à la page 28 du troisième document et à la page 61 du cinquième.)

Je ne me plains pas de ce que M. Civiale ait adopté et prôné la stricturotomie ; je lui reproche seulement les faits ci-après :

1° De n'avoir pas cité une seule fois mon nom dans ses écrits depuis qu'il est devenu partisan de ma méthode de traitement ;

2° D'avoir, aux pages 38 et 39 de sa brochure ayant pour titre : *De l'Urétrotomie,* publiée en 1849, donné la description de mes *sarcotomes* indiqués dans la *Gazette des Hôpitaux* du 14 février 1832, lorsqu'il devait, pour rester dans le vrai, donner la description de mes *urétrotomes* telle qu'elle est consignée dans la *Gazette des Hôpitaux* du 21 mai 1831, et reproduite ci-après aux pages 28 et 61 ;

3° D'avoir défiguré mon nom dans l'ouvrage qu'il a publié à la fin de l'année 1858. Cette altération, comme la fausse indication rappelée précédemment, a toujours pour but de dissimuler les emprunts qu'il m'a faits, ainsi que le démontrera le document ci-après ;

4° D'avoir rendu parfois très-meurtrières les incisions intra-urétrales multiples qui constituent la stricturotomie en donnant à ces incisions *trop de profondeur et d'étendue,* quand elles ne devaient intéresser que les tissus qui forment les strictures, les coarctations urétrales.

Comme j'ai dépassé depuis longtemps le chiffre de 2,000 guérisons par mes différentes opérations intra-urétrales, et que j'ai *incisé* des centaines de rétrécissements urétraux sans avoir eu jusqu'à ce jour à déplorer la perte d'un seul malade des suites de mes opérations, je suis fondé à renvoyer aux opérateurs *malheureux* et maladroits la responsabilité des accidents qu'ils causent en pratiquant la stricturotomie.

5° Enfin, je reproche à M. Civiale d'avoir, d'une part, oublié trop vite ces lignes, qui se trouvent à la page ix de son livre *de la Lithotritie*, publié en 1827 :

« Il est malheureusement trop vrai que l'on commence « toujours par repousser les découvertes nouvelles, et qu'on « cherche ensuite à en dépouiller les auteurs ; »

Et, d'autre part, de vouloir, trente-deux ans plus tard, adopter les préceptes de certains confrères, qui prétendent que le véritable inventeur n'est pas celui qui découvre le moyen de guérir une maladie réputée incurable, mais bien celui qui vulgarise cette découverte en thérapeutique, ce qui veut dire que, pour devenir auteur et dépouiller un humble praticien d'un progrès scientifique auquel il croit pouvoir attacher son nom, il suffit d'être chirurgien ou médecin d'hôpital, et d'avoir à sa disposition quelques plumes habiles.

En définitive, toute la question se résume ainsi : M. Civiale peut-il se faire attribuer, à la faveur de sa fondation philanthropique, des moyens de guérir inventés et perfectionnés par moi, sous le prétexte qu'il a pu contribuer à les faire connaître par quelques publications ?

DEUXIÈME DOCUMENT.

Le prix d'Argenteuil et M. Civiale. — La stricturotomie au concours du prix fondé par le baron Barbier.

M. d'Argenteuil a fondé, en 1838, un prix qui doit être donné tous les six ans *à l'auteur* du perfectionnement le plus important apporté aux moyens curatifs des rétrécissements de l'urètre ; — « mais dans le cas, avait-il ajouté, et dans ce « cas seulement, où, pendant une période de six ans, cette « partie de l'art de guérir n'aurait pas été l'objet d'un per- « fectionnement assez notable pour mériter le prix que « j'institue, l'Académie pourra *l'accorder à l'auteur* du per-

« fectionnement le plus important apporté durant ces six
« ans au traitement des autres maladies des voies urinaires. »

Ce qu'avait dû vouloir le testateur, ce qu'il a voulu et ce
qu'il a dit nettement, c'était récompenser tout d'abord celui
qui aurait su trouver le perfectionnement le plus notable dans
le traitement de la coarctation urétrale, qui avait fait son désespoir pendant les dernières années de sa vie.

Dès que j'eus connaissance du programme du concours
d'Argenteuil, publié par l'Académie de médecine, je me décidai à me placer au nombre des compétiteurs, en présentant les travaux sur lesquels se fondaient mes titres.

Mes titres à ce prix consistaient : 1° à avoir introduit
dans la pratique chirurgicale une méthode au moyen de
laquelle on obtient la guérison des rétrécissements de nature
fibreuse, tels que celui dont M. d'Argenteuil avait été
affecté, et qui précédemment étaient considérés comme
inguérissables ; 2° à avoir inventé les instruments nécessai-
res pour obtenir cet heureux résultat ; 3° à avoir expérimenté avec succès ce mode de traitement pendant dix
années consécutives, sous les yeux d'une Commission académique.

Il fallait un temps assez long pour bien faire apprécier ma
méthode, en elle-même et dans ses résultats. Dans ce but,
dès le 3 janvier 1839, j'avais prié l'Académie de vouloir bien
désigner une Commission pour en examiner la valeur. — Le
même jour, MM. Cullerier, Lagneau, Roux, Sanson et Velpeau avaient été choisis. A dater de cette époque, je m'étais
considéré comme concurrent au prix d'Argenteuil, ainsi que
le constate le mémoire qui est consigné dans la *Revue médicale*, cahier de février 1839.

Cette Commission nomma pour rapporteur M. Cullerier ;
à la mort de ce dernier, M. Lagneau le remplaça.

Dans le savant rapport que l'Académie de médecine a
entendu et *adopté*, dans sa séance du 2 octobre 1849, et qu'elle
a fait insérer dans le tome XV de son *Bulletin*, M. Lagneau
a exposé l'état précédent de la science sur la thérapeutique
des rétrécissements de l'urètre.

Puis, examinant les procédés au moyen desquels je suis
parvenu à reconnaître chez les malades les rétrécissements
de nature fibreuse, *avec une précision mathématique* qu'on

n'avait point encore obtenue, il a fait connaître la méthode que j'emploie *avec un succès soutenu pour guérir les rétrécissements de la plus mauvaise espèce, qui étaient presque toujours regardés comme incurables par les praticiens les plus éminents.*

Il ajoute que ma *manière de guérir ces coarctations urétrales de nature fibreuse est un perfectionnement chirurgical important, et le plus important de tous ceux qui ont été introduits dans la pratique en ces derniers temps.*

L'honorable rapporteur déclare en outre, en fournissant toujours les preuves à l'appui, que les guérisons que j'ai obtenues ont été *tout à fait radicales.*

Il fait observer que. les diverses expérimentations de ma *méthode de traitement ayant eu lieu sous les yeux de la Commission pendant dix années consécutives, cette Commission se déclare complétement édifiée sur les résultats.*

A la page 600, M. le rapporteur s'exprime en ces termes :
« *Il est évident,* pour nous, *que c'est M. Guillon qui a atta-*
« *qué* LE PREMIER, *de dedans en dehors et d'arrière en avant,*
« *avec une grande précision, les rétrécissements situés pro-*
« *fondément dans l'urètre, en pratiquant des incisions plus*
« *ou moins profondes et plus ou moins nombreuses, selon*
« *l'épaisseur et l'étendue des coarctations.* »

Ces honorables témoignages, qui m'ont été donnés par la Commission, répondaient par des faits à des insinuations malveillantes dirigées contre ma méthode par de hauts amours-propres blessés. Aujourd'hui encore, je présente, comme l'expression de la vérité, la déclaration suivante, en mettant de nouveau mes adversaires au défi d'apporter la moindre preuve d'erreur ou d'exagération.

J'ai dépassé le chiffre de deux mille guérisons obtenues PAR LES DIVERS MODES DE TRAITEMENT *que j'emploie depuis plus de trente ans sur les malades affectés de rétrécissements urétraux; et jusqu'à ce jour, j'ai été assez heureux pour n'avoir pas perdu un seul de ces malades des suites de mes différentes instrumentations intra-urétrales :* ELLES SONT TOUJOURS APPROPRIÉES A LA NATURE DES OBSTACLES *qui rendent la sortie de l'urine difficile ou impossible.*

Je n'ai point observé de récidive chez ceux qui ont achevé leur traitement. Jusqu'à présent aussi, je n'ai pas trouvé de rétrécissement *incurable*, bien que j'aie traité un très-grand nombre de malades qui avaient été jugés *inguérissables* par des confrères fort habiles.

Si cette déclaration, que j'ai déjà rendue publique, n'avait pas été exacte, il se fût trouvé plus d'une personne intéressée à me constituer en mensonge. — A cet égard, on pouvait s'en rapporter au zèle d'un praticien qui a pour habitude bien connue de nier toujours *les succès* d'autrui, et d'inventer au besoin *des revers*.

J'insiste sur cette déclaration, parce que c'est la manière la plus précise, la plus concluante, de repousser les allégations qui ont été portées plusieurs fois devant les Commissions d'Argenteuil.

Je n'indique pas, sur le chiffre de deux mille guérisons, en quelle proportion se trouvaient les malades affectés de rétrécissements fibreux, parce que cette question, sans intérêt aujourd'hui, est liée à celle fort grave du diagnostic des obstacles à l'émission de l'urine, dont je m'occuperai ailleurs, et bientôt, je l'espère.

Voici, du reste, des faits qui me paraissent de nature à corroborer les témoignages du rapport de la Commission de 1839 sur les avantages et la sûreté de ma méthode pour la guérison des rétrécissements fibreux.

Deux des membres des Commissions qui ont eu à examiner cette manière de guérir, et qui l'avaient d'abord rejetée, l'adoptent complétement aujourd'hui. L'un reconnaît loyalement que ses préventions étaient mal fondées, et rend justice à ce progrès chirurgical. L'autre va plus loin : — il paraît vouloir se l'approprier.—Le premier est M. Velpeau ; le second est M. Civiale.

Lorsque M. Velpeau a été désigné pour faire partie de la Commission de 1839, il conservait encore l'opinion qu'il avait exprimée en ces termes dans le tome III de sa *Médecine opératoire*, p. 932, première édition :

« Cette méthode ne peut guère être tentée que par des « gens irréfléchis, dénués de connaissances précises, soit en « anatomie, soit en chirurgie, ou par des charlatans. »

C'est principalement à cause de cette opinion si absolue que j'ai désiré avoir mon savant compatriote pour juge ; et sur ma demande, l'honorable M. Husson, alors président de l'Académie, l'a désigné comme l'un des membres de la Commission. M. Velpeau, éclairé par les résultats que j'ai obtenus sur un grand nombre de malades soumis à l'examen de cette Commission, est revenu franchement de ses préventions, et, dans son cours de clinique à l'hôpital de la Charité, pendant l'année scolaire de 1846 à 1847, il a, devant ses élèves, reconnu les avantages de ma méthode, en ces termes :

« Les rétrécissements durs et un peu étendus ne cèdent
« pas à la dilatation ni aux caustiques. Il est nécessaire de
« les détruire avec l'*instrument tranchant* ou de les déchirer.
« Les scarifications ont effrayé beaucoup de chirurgiens ;
« j'ai partagé moi-même ces craintes, et je les ai exprimées
« dans mon livre de *Médecine opératoire ;* mais c'est surtout,
« *et avec raison*, M. Guillon qui les a remises en vogue. »
(*Gazette des Hôpitaux* du 9 novembre 1847.)

En s'exprimant de la sorte, l'honorable professeur voulait désigner mes incisions intra-urétrales, ma *stricturotomie* n'intéressant que les tissus indurés qui constituent les coarctations, les strictures urétrales. Son esprit judicieux ne pouvait avoir en vue deux autres procédés tout à fait différents, dont l'un, préconisé alors par Amussat, consistait en des incisions superficielles, des espèces d'égratignures n'intéressant que la membrane muqueuse urétrale, et dont l'autre, pratiqué par M. Reybard, avait pour but de diviser toute l'épaisseur du canal urétral avec un urétrotome dont la lame pénétrait profondément dans les tissus.

Quant à M. Civiale, j'ai trouvé en lui un moins généreux adversaire. Dans la position qu'il s'est faite et qu'il doit principalement à son savoir-faire, ce praticien n'a jamais eu la bonne pensée et la satisfaction de rendre justice aux succès de ses confrères.

Dans tous ses ouvrages il ne cite, il ne loue que les morts ; quant aux vivants, ils n'ont rien fait, rien produit, ou s'ils ont inventé, ils emploient mal leurs procédés. Lui seul, enfin, réunit talent, savoir, adresse.

Dès que ma méthode eut fixé l'attention des praticiens, son antagonisme commença contre moi. Six jours après avoir été chargé par l'Académie d'examiner ma méthode, comme membre de la première Commission d'Argenteuil, il l'a

combattue dans le *Bulletin de Thérapeutique*, numéro du 30 septembre 1844, afin d'influencer cette Commission et l'Académie elle-même, oubliant entièrement la réserve que lui commandait son mandat. Et après avoir pris une connaissance plus complète de mes travaux, ce loyal confrère semble avoir conçu la pensée de s'emparer de cette même méthode qu'il avait d'abord rejetée. Ainsi s'est justifié ce que j'ai dit page 9 de mes *Quelques mots relatifs au prix d'Argenteuil*, en octobre 1844 : « Si les opinions de M. Ci-
« viale ont déjà changé deux fois relativement à la cautéri-
« sation, *je ne désespère pas de le voir revenir à de meilleurs*
« *sentiments* ENVERS LES INCISIONS... » Il fait plus maintenant, il voudrait se faire attribuer ma stricturotomie à la faveur d'une fondation qui a pour but de le placer au nombre des bienfaiteurs de l'humanité !

Quelques citations prouveront le peu de bonne foi et les contradictions de M. Civiale. Voici ce qu'il écrivait dans le *Bulletin de Thérapeutique*, numéro du 30 septembre 1844, p. 217 :

« La méthode des incisions, des scarifications, des mou-
« chetures, etc., est présentée par quelques chirurgiens
« comme un moyen sans pareil pour détruire les coarcta-
« tions urétrales même les plus opiniâtres. J'ai fait voir dans
« mon *Traité pratique* ce qu'on peut attendre de ce procédé
« aventureux. Les preuves que j'ai données de son inefficacité et de ses dangers ne sauraient laisser aucun doute
« dans l'esprit de quiconque aura pris la peine d'étudier à
« fond ce sujet. Mais il est des hommes prévenus qui ne
« reculent pas devant l'évidence; aussi a-t-on vu les auteurs
« de ces procédés se présenter devant nos Académies avec
« un aplomb d'autant plus surprenant que les prétendus
« faits qu'on invoque n'ont aucune valeur réelle. »

A la page suivante, M. Civiale ajoute : « La méthode des
« incisions a pour but spécial de détruire les coarctations
« dures, anciennes, et occupant une grande étendue dans
« l'urètre. Par elles on a voulu doter d'une nouvelle res-
« source l'art trop souvent impuissant à procurer une cure
« radicale de ces cas graves. En dernière analyse, *on n'a*
« *point eu à s'en féliciter ;* tout ce que je puis dire, c'est que
« les faits acquis à la science *ne sont pas favorables.* »

Dans son *Traité pratique,* M. Civiale termine ainsi l'article *Incisions :*

« Quant à la division des rétrécissements, en admettant
« même qu'elle pût être faite sans accidents, on ne détruit
« pas par là le rétrécissement, on ne rétablit point le canal
« dans son calibre naturel, *on en fait seulement un nouveau,*
« et les altérations de texture auxquelles la coarctation avait
« donné lieu persistent au moins en partie. *Cette méthode ne*
« *peut être signalée que pour mémoire,* ELLE NE MÉRITE
« PAS QU'ON LA DISCUTE. »

Parlant, à la page 279, de mes *mouchetures superficielles* ou
saignées locales, qu'il a toujours confondues à tort avec mes
incisions, dont le but est tout différent, M. Civiale exprime
en ces termes ses craintes sur les infiltrations urineuses :
« Ou l'on divise la membrane muqueuse, et alors on doit
« craindre les effets bien connus du contact de l'urine avec
« le tissu cellulaire, ou bien on ne divise pas cette mem-
« brane, et alors que doit-on attendre de l'opération ? »

A la page 282, il fait la déclaration suivante : « *Je n'ai pu*
« *encore me décider à inciser les parois urétrales, retenu par*
« *la crainte d'aggraver l'état des malades.* »

On le voit, M. Civiale était, en 1844, un détracteur bien
prononcé, bien convaincu, de la nouvelle méthode. Il la
condamnait au nom de la science, d'un ton tranchant et magistral.

De nouvelles citations, empruntées à son livre *de l'Urétrotomie,* publié en 1849, vont édifier sur la constance des con-
victions du praticien et de l'écrivain, et prouver combien est
grande sa prédilection pour les inventions toutes faites.

Dans la préface de ce livre, l'auteur, qui comprend sa
fausse position, sent le besoin de l'expliquer et de la jus-
tifier :

« Exprimer des *doutes,* dit-il, au sujet d'un moyen même
« bon en soi, ce n'est pas le proscrire, c'est seulement mettre
« ses partisans en demeure de fournir une démonstration
« plus complète. » La précaution est habile pour préparer
ses nouvelles opinions; mais on n'a pas oublié qu'il a repoussé cette méthode comme un *moyen aventureux et ne
méritant point qu'on s'en occupât...*

A la page 83, il ajoute : « Ce qui paraît établi, quant à

« présent, c'est que, dans *la partie profonde de l'urètre,*
« comme au méat urinaire, il vaut mieux *inciser trop* que
« *trop peu ;* c'est d'ailleurs le moyen de soustraire le malade
« à des opérations nouvelles, d'abréger la durée du traite-
« ment, et aussi d'en assurer le succès ; on fait disparaître
« en même temps toutes les douleurs que la dilatation con-
« sécutive ne manque pas de produire quand la division des
« tissus est insuffisante, sans compter qu'alors il devient
« souvent nécessaire de recourir de nouveau à l'urétro-
« tomie. »

A la page 118, M. Civiale reconnaît : « 1° Que l'*urétroto-*
« *mie d'arrière en avant constitue un perfectionnement de la*
« *thérapeutique chirurgicale ;* 2° que dans les rétrécissements
« longs, durs, rétractiles, qui occupent la partie pénienne
« et la courbure de l'urètre, des *incisions longues et pro-*
« *fondes* permettent à la dilatation consécutive, dirigée con-
« venablement, de produire des résultats *qu'on n'obtiendrait*
« *pas sans leur concours.* »

Depuis 1849, M. Civiale est resté partisan de mes incisions qu'il combattait quelques années auparavant, parce
que sans doute il ne les comprenait pas encore. Ces incisions,
il s'est décidé même à les faire beaucoup plus profondes que
celles que je pratique habituellement ; aussi a-t-il éprouvé
des accidents inévitables dans cette manière aventureuse de
pratiquer ces opérations qui exigent, d'ailleurs, des instruments moins défectueux que ceux qu'il emploie. — Revenu à cette méthode, M. Civiale, quelque habile qu'il soit,
n'a pas encore pu l'appliquer convenablement ni établir un
diagnostic rigoureux ; cependant il conteste toujours les
succès de ses confrères, il se glorifie de ceux qu'il a obtenus.
Il s'écrie, à la page 117 du même livre déjà cité : « Les heu-
« reux résultats de l'urétrotomie *ne sauraient être contestés,*
« sans parler des effets immédiats de l'opération, qui *sont*
« *toujours favorables.* » Mais on sait déjà avec quel art, pour
faire valoir ses succès dans la lithotritie, M. Civiale aligne
complaisamment les chiffres de ses malades guéris, et plusieurs académiciens peu crédules ont pris le soin de prouver
le peu d'exactitude de ses statistiques.

Dans les attaques dirigées par M. Civiale contre ma méthode et mes résultats, mon nom n'est pas une seule fois

cité ; mais les allusions sont tellement transparentes qu'on ne pouvait s'y méprendre. Aussi, lorsqu'il a lu à l'Académie de médecine son mémoire sur l'urétrotomie, où ces attaques sont reproduites, a-t-il discontinué sa lecture aussitôt que MM. Amussat et Lagneau eurent demandé la parole pour signaler les emprunts qu'il s'était permis à mon préjudice, en dénaturant les faits qui constatent ma priorité dans l'invention des instruments qu'il emploie pour inciser les rétrécissements de dedans en dehors et d'arrière en avant.

En définitive, j'aurais mauvaise grâce de reprocher à M. Civiale son revirement d'opinion, puisqu'il devient un argument en ma faveur. La lutte, d'ailleurs, serait inégale avec un si terrible adversaire, qui dispose à son gré de plusieurs plumes habiles. Ce que je lui reproche, c'est de chercher, sans aucun scrupule, à s'approprier ma méthode, depuis qu'en sa qualité de juge il a pu examiner mes travaux sur ce sujet, — et de conserver toujours une *grande prédilection pour les inventions toutes faites.*

Que M. Civiale, qui, dès 1841, s'était déjà emparé de mon procédé pour guérir les rétentions d'urine produites par des obstacles valvulaires de l'orifice interne de l'urètre, procédé que je lui avais indiqué en 1838, ainsi que je l'ai dit dans une réclamation que j'ai adressée à l'Académie, le 19 septembre 1843 ; que M. Civiale m'emprunte mes procédés, ma méthode, soit ; mais du moins qu'il les emploie d'une manière moins compromettante pour eux, et surtout pour ses malades. Lui-même convient, à la page 117 de son livre *de l'Urétromanie,* que sur vingt-deux malades trois n'ont été que soulagés, et qu'il en a perdu un. J'ai entre les mains des lettres qui prouvent que, dans l'espace de dix-huit mois, trois malades dont il avait instrumenté l'urètre sont morts peu de temps après avoir été opérés. Ici, qu'il me soit permis de rappeler ce rapport de la Commission de 1839, qui m'a vu à l'œuvre pendant dix années, et qui déclare qu'il *n'est pas à sa connaissance que j'aie perdu un seul malade des suites de mes incisions intra-urétrales, ce qu'elle est loin,* ajoute-t-elle, *de pouvoir dire de plusieurs autres méthodes.*

M. Civiale a bien des fois attaqué ma méthode dans ses livres et dans les journaux dont il dispose. Moi, plus praticien qu'écrivain, j'ai cru devoir remplacer des discussions

passionnées et presque toujours stériles par des faits prati-
ques, qui seuls peuvent élucider les questions et offrir des
résultats concluants, ainsi qu'on doit le désirer dans le
double intérêt de la science et de l'humanité. Or, voici la
proposition qu'en octobre 1844 j'ai faite à M. Civiale :

« Que ce chirurgien m'adresse (disais-je dans mes *Quel-*
« *ques mots* relatifs au prix d'Argenteuil), *jusqu'à la concur-*
« *rence de dix*, les malades dont il parle à la fin de sa lettre,
« et qui sont affectés de ces rétrécissements qu'il qualifie
« *infranchissables*, et où la méthode des incisions *est tout*
« *à fait impraticable*, et, PAR CHAQUE MALADE, chez qui
« je n'aurai pu triompher des impossibilités avouées par
« M. Civiale, — de ces rétrécissements qui souvent l'obli-
« gent à renoncer à tout espoir d'obtenir une guérison com-
« plète, je m'engage à verser à la caisse de l'association des
« médecins de Paris une somme de cinq cents francs. — Je
« n'y mets que cette seule condition : c'est qu'il versera lui-
« même pareille somme après chaque succès que j'aurai ob-
« tenu dans ces circonstances, et nous prendrons pour juge
« la Commission nommée pour le prix d'Argenteuil. »

M. Civiale a refusé ce cartel chirurgical, les résultats qu'il
avait constatés en sa qualité de juge lui ayant sans doute
paru tout à fait décisifs. — Et après avoir tout d'abord repoussé cette méthode de stricturotomie, après l'avoir ensuite attribuée aux Anglais et aux Allemands, il a fini par
chercher à se l'approprier, mes succès constants, prouvés
par tant de hauts témoignages, ne pouvant plus lui permettre
de douter de son efficacité.

Depuis longtemps un esprit d'industrialisme, de contre-
façon et de spoliation s'exerce avec une si audacieuse impu-
nité dans le domaine de la lithotritie et des autres maladies
des voies urinaires, plusieurs faits scandaleux où les mêmes
noms reparaissent toujours ont été signalés si hautement,
si souvent qu'il serait digne de nos illustres aréopages
scientifiques, — des académies, — ces tribunaux d'honneur,
de faire un exemple salutaire et indispensable, dans l'intérêt de la science et des travailleurs qu'elles ont mission de
protéger.

Il me reste à faire apprécier quelle a été ma position vis-
à-vis de la deuxième Commission d'Argenteuil.

A ce sujet, je crois devoir rappeler ce passage de la lettre
que j'ai adressée à l'Académie de médecine, en lui envoyant
différentes pièces relatives à mes travaux. Voici ce passage
tel qu'il est inséré dans le Bulletin académique, numéro
du 31 mars 1844, p. 507 : « M. Guillon termine ainsi la
« lettre qui était jointe à ces pièces : « Pour ne laisser aucun
« doute sur les avantages des moyens chirurgicaux que j'ai
« jusqu'à présent opposés avec un succès complet à ces
« espèces de rétrécissements qu'on avait considérés comme
« incurables, je me mets à la disposition de MM. les
« membres de la Commission, pour opérer devant eux les
« malades qui pourraient être désignés par des médecins ou
« des chirurgiens attachés aux hôpitaux. »

J'avais compris que des malades présentés par moi ne
pourraient pas avoir auprès de la Commission et de mes
compétiteurs la même valeur que ceux qu'on m'aurait donnés, et qu'on m'avait promis, lorsque je m'étais présenté la
première fois devant cette Commission. Un des concurrents,
M. Reybard, n'ayant pas été heureux dans certaines opérations pratiquées devant la Commission d'Argenteuil, cette
promesse avait été faite par le secrétaire rapporteur,
M. Gerdy, en ces termes :

« Nous tâcherons de donner des malades à ceux qui n'en
« purraient pas présenter, mais nous ne les recevrons dans
« les hôpitaux qu'après qu'ils auront été opérés, pour ne pas
« encourir la responsabilité de ces opérations. »

Dans l'espoir qu'on se déciderait à me donner des malades, j'ai rappelé la promesse qui m'avait été faite, en faisant observer que plusieurs de mes clients qui auraient offert
quelque intérêt à la Commission s'étaient refusés à ce que
je les opérasse en présence de plusieurs de ses membres,
notamment un magistrat atteint de rétrécissements fibreux
très-anciens et qui avaient été cautérisés plus de cent fois
sans succès. — Ce sujet avait cédé à mes instances, à la condition que je l'opérerais devant une seule personne ; mais
M. le secrétaire rapporteur m'ayant écrit que lui et un autre
membre avaient été choisis par M. le président pour assister
à l'opération, le malade s'y refusa par une lettre, que j'ai
montrée aux deux commissaires désignés.

N'ayant pu le faire plus tôt, j'ai présenté à la Commission, le 22 janvier, un sujet affecté de rétrécissements fibreux bien caractérisés et situés au milieu de la portion spongieuse de l'urètre. Le malade était obligé de porter presque habituellement une bougie. *On m'a répondu* QU'IL ÉTAIT TROP TARD, quoique cinq minutes eussent suffi pour montrer les résultats immédiats de ma méthode.

Ainsi, par des circonstances indépendantes de ma volonté, la deuxième Commission d'Argenteuil n'a pas pu juger ma méthode, et je le regrette d'autant plus que quelques-uns de ses membres, m'a-t-on rapporté, ont prétendu que je ne donnais pas à mes incisions assez de profondeur. Je répondrai que cette profondeur est toujours déterminée par l'épaisseur du tissu induré, et que mes incisions sont d'ailleurs secondées par une dilatation ou compression excentrique convenable. — La preuve, du reste, qu'elles atteignent leur but, c'est que la Commission de 1839, en constatant les succès que j'ai constamment obtenus, a déclaré que les malades que j'ai guéris n'ont point éprouvé de récidives. J'ajouterai que c'est en proportionnant avec un soin extrême les incisions à l'épaisseur du tissu malade que j'ai pu éviter les rechutes et les accidents, assez familiers à certains confrères, — quand ils essayent d'employer une méthode avant d'avoir suffisamment réfléchi aux conséquences qui peuvent résulter de leur inexpérience.

Je n'avais présenté pour ce concours que ma méthode pour guérir les rétrécissements fibreux urétraux, parce que le programme annonçait que le prix institué par M. d'Argenteuil serait donné à l'auteur du perfectionnement le plus important apporté au moyen curatif du rétrécissement de l'urètre, et parce que cette méthode, qui avait déjà paru digne d'attention à l'Académie, rentrait complétement dans les conditions du programme.

Cependant les autres maladies des voies urinaires ont été simultanément le sujet de mes études et de mes expérimentations. — Ces travaux sont relatifs : 1° à la thérapeutique de quelques autres états pathologiques de l'urètre ; 2° à celle de certaines maladies de la vessie, et surtout à l'excision et à l'incision des obstacles intra-vésicaux que Sœmmering a si bien décrits à la page 155 de son *Traité pratique des maladies de la vessie et de l'urètre*, et que d'autres

avaient signalés longtemps avant lui ; 3° à celle des maladies
de la prostate ; 4° à celle des différents états maladifs de l'appareil spermatique ; 5° aux perfectionnements de la lithotritie, cette conquête chirurgicale dont le véritable inventeur
est le docteur Fournier de Lempdes.

Je me réserve de publier ultérieurement ces divers travaux, si l'Académie accueille avec bienveillance ceux que
j'ai l'honneur de lui adresser sur les rétrécissements fibreux de l'urètre, autrefois réputés incurables. Ces travaux
offriront peut-être une valeur scientifique aussi grande, si
elle ne l'est plus encore, que ceux que la Commission de
1839 a examinés pendant une période de dix années, et sur
lesquels elle a fait connaître son opinion le 2 octobre 1849,
par l'organe de son rapporteur, l'honorable M. Lagneau.

Je termine cette note, où mon droit de légitime défense
m'a forcé de réfuter d'injustes accusations, qui n'attaquaient
pas seulement de longs et consciencieux travaux, mais qui
pouvaient porter atteinte à mon caractère, à ma loyauté, à
cette juste susceptibilité de l'homme et du médecin.

Par un sentiment que l'Académie de médecine appré-
ciera, je ne rappellerai point ici les motifs qui ont dirigé
M. Gerdy, afin d'arriver plus tôt à la question de la suppres-
sion du prix d'Argenteuil, qu'un grand nombre d'académiciens voulaient me décerner. Je ne rappellerai pas davan-
tage les raisons qui ont porté M. Robert à ne tenir aucun
compte de mes travaux sur les rétrécissements de l'urètre,
pour faire donner plus aisément le prix d'Argenteuil de la
deuxième période à M. Reybard, *de Lyon :* d'abord, parce
que M. Robert a été trompé par des assertions complètement fausses du mémoire de ce chirurgien, assertions que
j'aurais dû démentir au lieu de les dédaigner ; en second
lieu, parce que aujourd'hui, apprécié à sa juste valeur, le
procédé Reybard est complétement banni de la pratique
chirurgicale, nos confrères n'osant plus l'employer, par suite
des accidents et des malheurs qu'il produit trop souvent ;
enfin, parce qu'un membre de l'Académie avait prévu, dès
1845, que le concours se terminerait de la sorte. Voici en
quels termes cette opinion fut alors exprimée :

« S'il est des prix difficiles à décerner, ou qui courent
« risque d'être décernés sans impartialité, le prix d'Argen-

« teuil doit être au rang de ceux-là..... Oserait-on, par
« exemple, nommer juge celui des spécialistes qui traita
« infructueusement le marquis d'Argenteuil? Il y aurait
« imprudence, car voyez à combien de préventions serait
« exposé son jugement. — Accorder un prix de 10,000 fr.
« à un confrère qui a réussi là où nous avions échoué, ce
« n'est pas seulement encourager un émule, c'est doter un
« rival et pour ainsi dire se créer un maître. En pareil cas,
« il est peu d'hommes assez équitables pour résister long-
« temps à quelque tentation d'injustice. »

Quant à la valeur réelle de mes titres au prix fondé par
le baron Barbier, qui a voulu, lui, que son prix fût décerné
« à celui qui découvrira des moyens complets de guérison
« pour des maladies reconnues le plus souvent incurables, »
j'ose croire que l'Académie est suffisamment éclairée par sa
Commission de 1839, qui s'est livrée à un examen si long,
si approfondi ; et quoique la dernière Commission d'Argenteuil n'ait pu, à mon grand regret, examiner mes travaux,
il est aujourd'hui facile de juger ma méthode et mes procédés en parfaite connaissance de cause, puisqu'ils sont
adoptés complétement par plusieurs académiciens, mes
juges, et par quelques-uns de mes anciens compétiteurs au
prix d'Argenteuil.

En terminant cet exposé, qu'il me soit permis d'appeler
l'attention sur les points les plus essentiels, les plus concluants
du rapport de la Commission de 1839, insérés dans le
tome XV du *Bulletin de l'Académie de médecine.*

« 1° En 1827, M. Guillon crut pouvoir aller plus loin que
ceux qui l'avaient précédé ; il attaqua plus franchement et
plus directement le mal en pratiquant dans les rétrécissements des incisions plus ou moins profondes et plus ou moins
nombreuses, selon l'épaisseur et l'étendue des coarctations
(p. 600).

« 2° Il est évident pour nous que c'est M. Guillon qui a
attaqué le premier, de dedans en dehors et d'arrière en
avant, avec une grande précision, les rétrécissements situés
profondément dans l'urètre (p. 600).

« 3° Il suffit ordinairement d'un petit nombre de séances,
à quelques jours d'intervalle, pour obtenir la guérison. L'instrument parfaitement conçu, et du reste employé avec

habileté, agit avec une facilité et une précision vraiment remarquables (p. 605).

« 4° Loin d'occasionner, comme on pourrait le supposer, de vives douleurs aux malades, la plupart ont de la peine à se persuader qu'ils soient déjà opérés (p. 605).

« 5° Par cette méthode, on obtient avec promptitude l'élargissement du canal de l'urètre affecté des rétrécissements les plus durs et par conséquent les plus rebelles ; CE RÉSULTAT EST INSTANTANÉ *et laisse bien loin derrière lui tout ce qu'on a obtenu des autres modes de traitement employés jusqu'à ce jour* (p. 606).

« 6° Les guérisons qu'il a obtenues ont été durables et tout à fait radicales (p. 608).

« 7° Le traitement a été fait sous les yeux de la Commission pendant les dix années qui viennent de s'écouler ; *et sur le résultat*, ELLE SE DÉCLARE COMPLÈTEMENT ÉDIFIÉE (p. 608).

« 8° Il n'est pas arrivé à la connaissance de la Commission que M. Guillon ait perdu un seul malade des suites de ces incisions intra-urétrales, ce qu'elle est loin de pouvoir dire de plusieurs autres méthodes... (p. 627).

« 9° M. Guillon, auteur d'une méthode nouvelle, au moyen de laquelle on guérit aujourd'hui complétement et radicalement une maladie aussi grave qu'elle est fréquente, *et qui avant lui* ÉTAIT TOUT A FAIT INCURABLE, doit être encouragé à persévérer dans ses travaux. » (P. 628.)

NOTA. — Cette méthode est composée de trois procédés opératoires bien distincts : — la dilatation préalable et rapide, à l'aide de bougies en baleine à renflements successifs et de bougies élastiques à bout olivaire ; — l'incision multiple des parties qui constituent la coarctation ; — la compression excentrique temporaire pour achever la guérison.

Pour que le lecteur puisse apprécier, comme elles méritent de l'être, les menées de M. Civiale et de certains académiciens, à la fois juges et parties, qui voudraient toujours que le prix d'Argenteuil et le prix Barbier passent inaperçus, je reproduis ici *les Flèches médicales*, que M. le docteur Joulin a insérées dans le *Moniteur des Hôpitaux*, du 28

décembre 1858, et quelques réflexions de M. le docteur
Roubaud, consignées dans *la France médicale*, numéros des
13 février 1858 et 19 mars 1859.

I. — FEUILLETON DU *MONITEUR DES HOPITAUX*
AYANT CE TITRE : *LES FLÈCHES MÉDICALES.*

Feu le marquis d'Argenteuil. — Qui donc a le gros lot? — L'ombre et
la matière. — Dialogue d'un mort et d'un vivant. — Où sont mes
12,000 francs? — Allez tremper votre soupe.

Le 14 décembre, jour de la distribution des prix académiques, l'ombre du marquis d'Argenteuil sortit de la froide
demeure où elle repose, et vint, naturellement, soulager
ses douleurs vers les murs de l'Académie de médecine.
Elle espérait, en ce jour solennel, être débarrassée de son
infirmité par le lauréat gratifié du prix de 12,000 francs que
lui, feu marquis, légua *ad hoc* à cette illustre société...
L'ombre rôdait donc, entre chien et loup, attendant son lauréat, prête à le saisir au passage. Quantité de silhouettes
médicales défilèrent à travers une pluie fine et glaciale ; de
jeunes savants au front chauve, de vieux professeurs au
front couronné d'une noire chevelure, de petits lauréats
ayant à la main quelques bourgeons de laurier ; enfin, des
femmes jeunes et belles, formant la plus belle moitié des
académiciens, défilèrent devant elle. L'ombre demeura, vu
ses douleurs, insensible à la majesté du spectacle ; c'est que
pas une de ces silhouettes n'avait l'air de jubilation qui
éclaire comme un lampion le facies d'un triomphateur ;
la foule défilait toujours.

Enfin, M. M*** parut, il portait écrit sur son chapeau :
J'ai le gros lot. Un instant l'ombre émue voulut s'élancer
vers lui, mais elle s'arrêta bientôt, triste et morne, en mur-
murant : « Non, non, ce n'est par encore celui-là qui doit
me guérir ; il n'a pas pour 12,000 fr. de jubilation dans
l'œil, attendons, attendons encore... Elle vit même passer
M. Charrière, portant sous son bras un sac d'écus estam-
pillé au timbre de l'Académie ; puis les bruits s'éteignirent
un à un, les bougies de la fête passèrent une à une de vie à
trépas, et l'obscurité étendit de nouveau son sceptre sur la
docte enceinte de l'Académie.

L'ombre du marquis poussa un de ces lugubres soupirs

d'âme en peine qui passent dans l'air comme une rafale, qui font mugir les cheminées comme les tuyaux d'un orgue gigantesque, qui glacent d'effroi les gens simples et frileux accroupis autour du foyer ; elle s'apprêtait à regagner sa froide demeure en grommelant : « Me voilà encore condamnée à six ans de rétrécissement forcé. Ah ! si c'était à refaire, je sais bien qui n'aurait pas mes 30,000 francs. J'aurais mieux fait de les donner au curé de ma paroisse : il aurait peut-être obtenu quelque chose pour moi. »

Comme il allait partir, un pas lourd retentit sous les doctes voûtes, puis un homme apparut. À son encolure, l'ombre du marquis le prit d'abord pour le porteur d'eau de l'Académie ; mais un examen plus attentif lui fit reconnaître un fabricant de lauréats.

L'ombre s'avança, digne et froide, et posa sur l'homme au pas lourd une main décharnée, qui le glaça d'horreur. Ses cheveux se hérissèrent, une sueur froide inonda son front, et un *fouchtra* étouffé s'éteignit dans son gosier, paralysé par la peur.

L'homme voulut fuir, mais la main du spectre s'allongea, s'allongea à sa poursuite, et le ramena titubant aux lieux qu'il venait de quitter.

L'OMBRE. — Bonjour, compère.

L'HOMME, *claquant des dents.* — Bonjour, monsieur le marquis.

L'OMBRE. — Où courez-vous donc si fort, compère ?

L'HOMME. — Ah ! monsieur le marquis, j'allais voir si Catherine a préparé le dîner pour les membres d'une Commission que je reçois ce soir.

L'OMBRE, *avec amertume.* — La cuiller à pot est donc toujours le drapeau qui guide les savants dans le sentier de la camaraderie ? Dites-moi, compère, qu'avez-vous fait de mes 12,000 francs ?

L'HOMME. — Je l'ignore, monsieur le marquis, je ne m'en suis pas du tout occupé.

L'OMBRE. — Vous êtes un finot, compère, holà ! dépêchons ; qu'avez-vous fait de mes 12,000 francs ?

L'HOMME. — Mais, monsieur le marquis, on les a donnés aujourd'hui même à six lauréats.

L'OMBRE. — Eh ! qui donc s'est permis de substituer sa

volonté à ma volonté de mourant ? Quoi ! j'ai voulu donner à un savant une récompense qui n'eût pas l'air d'une aumône, et on se permet de briser mon offrande pour en répandre les miettes autour de soi ! quel est donc ce dépositaire infidèle, que j'aille le tirer la nuit par les pieds ?

L'HOMME, *claquant des dents.* — Ah ! monsieur le marquis, pardonnez à notre zèle, on a cru que vous seriez heureux de voir l'esprit supérieur de l'Académie se substituer à votre intelligence un peu obtuse.

L'OMBRE. — Assez, compère, j'ai ouï dire que l'Académie s'était fort peu mêlée de l'affaire et qu'elle avait laissé commettre cette ingratitude aussi noire qu'incroyable à quelques mains habiles en intrigues, qui ont déjà forcé mes héritiers à faire un procès à l'Académie.

L'HOMME. — Je vous jure, monsieur le marquis, qu'on a fait pour le mieux.

L'OMBRE. — Dites-moi, compère, je suppose que vous donniez à votre tailleur du drap pour vous faire un pantalon ; je suppose aussi que votre tailleur, voulant substituer son intelligence supérieure à votre lourde raison, sous prétexte de faire pour le mieux, vous rapporte une dizaine de petits pantalons très-propres à habiller des poupées, que feriez-vous, compère ?

L'HOMME. — Ah ! monsieur le marquis, si le gredin me jouait un pareil tour, je lui ferais payer mon drap.

L'OMBRE. — Que diriez-vous, compère, si je me faisais rendre l'argent ? Que diriez-vous si M. ***, mon testament à la main, forçait l'Académie, qui l'a reconnu comme auteur du plus grand perfectionnement, à lui donner à lui tout seul le prix de 12,000 francs ?

L'HOMME. — Ah ! monsieur le marquis, ne me parlez pas de ces affreuses choses, vous allez me couper l'appétit. M. *** a inventé si peu, que ce serait de sa part une bien noire ingratitude.

L'OMBRE. — Savez-vous, compère, qu'il court de vilains bruits à propos de mon prix ? On dit que vous ne le donnerez jamais tout entier à un seul médecin, de peur que sa boutique ne devienne mieux achalandée que la vôtre.

L'HOMME. — Ah ! monsieur le marquis, quelle horrible calomnie ! N'a-t-on pas donné déjà 12,000 francs à M. Reybard ?

L'OMBRE. — Compère, je vous le répète, vous êtes un finot. Vous savez que M. Reybard, qui a inventé un instrument capable de fendre du bois avec autant de facilité qu'un canal de l'urètre, demeure à Lyon, et que vos malades n'iront pas le chercher là. Mais, à propos, n'est-ce pas un certain docteur Guillon qui a inventé l'urétrotomie? (celle qu'on nomme *stricturotomie.*)

L'homme lourd fait la grimace et ne répond pas.

L'OMBRE. — Je ne l'ai pas vu parmi les lauréats; aurait-il refusé de se présenter au concours ?

L'homme lourd devient rouge et reste muet.

L'OMBRE. — J'ai ouï dire que vous aviez trouvé le moyen de le ballotter de Commissions en Commissions et de l'exclure à perpétuité de la liste des prix (1).

Les larges oreilles de l'homme lourd deviennent écarlates, mais il reste toujours muet.

L'OMBRE. — Allez, allez, compère, tremper votre soupe, je vois que vous êtes de ceux qui font de la science un pressoir à gros sous ; l'Académie, qui renferme tant d'hommes honnêtes et véritablement savants a bien tort de vous laisser faire ses affaires. Et les gens étrangers à la science sont bien fous lorsqu'ils croient récompenser les travailleurs, par les mains des sociétés savantes. Leur argent devient trop souvent la proie des coteries, et les vrais travailleurs qui devraient en profiter mangent leur pain à la fumée. Dites-moi, savez-vous maintenant signer votre nom ?

L'HOMME, *avec un sourire de satisfaction.* — Ah ! monsieur le marquis, depuis mon dernier ouvrage je commence à l'écrire d'une manière assez lisible.

L'OMBRE. — Allez tremper votre soupe, j'entends la cloche des trépassés ; il faut que je rentre.

(*Bruit lugubre de cloches dans le lointain. L'ombre s'évanouit, et l'homme lourd s'enfuit d'un pas léger.*

(1) Pour reconnaître que M. le docteur Joulin avait le droit de caractériser beaucoup plus sévèrement les menées de M. Civiale, il suffit de lire, aux pages 10 et 11, les passages que j'ai empruntés à la brochure que fit en 1849 M. Jourdan lorsqu'il eut, en sa qualité de membre de la première Commission d'Argenteuil, examiné mes travaux sur l'urétrotomie interne.

II. —EXTRAIT DE *LA FRANCE MÉDICALE*,
N° DU 13 FÉVRIER 1858.

Bibliographie.

En 1839, quelques mois après que le marquis d'Argenteuil eut institué un prix pour l'auteur du perfectionnement le plus notable apporté au traitement des rétrécissements de l'urètre, M. Guillon demandait à l'Académie de médecine qu'elle voulût bien charger une Commission prise dans son sein de vérifier et de constater les résultats d'une méthode curative des rétrécissements urétraux au moyen d'incisions intra-urétrales pratiquées d'arrière en avant.

L'Académie accéda à ce désir, et dix ans après, c'est-à-dire en 1849, M. Lagneau faisait, au nom de la Commission dont il était le rapporteur, l'historique des faits dont cette Commission avait été témoin.

Malgré ce rapport favorable et qui reconnaissait formellement que : « c'est M. Guillon qui a attaqué le premier, de dedans en dehors et d'arrière en avant, avec une grande précision, les rétrécissements situés profondément dans l'urètre, » M. Guillon, obéissant à une susceptibilité peut-être exagérée, se retira du concours pour le prix d'Argenteuil, et ce prix, comme on le sait, fut décerné à M. Raybard, de Lyon.

Aujourd'hui, M. Guillon rentre dans la lice à l'occasion du prix Barbier et se prétend être dans les conditions fixées par le testateur, puisqu'il est parvenu à guérir une affection réputée jusqu'à lui incurable.

Cette logique est bonne, mais sera-t-elle du goût de l'Académie?

Quoi qu'il arrive, la compétition du prix Barbier aura été l'occasion d'une mordante page d'histoire sur un sujet qui en compte déjà un si grand nombre, et M. Guillon, s'il éprouve un échec, s'en consolera facilement en relisant les dures vérités que contient sa brochure.

III. —EXTRAIT DE *LA FRANCE MÉDICALE*,
N° DU 19 MARS 1859.

Les prix académiques.

Le prix d'Argenteuil, cette pomme de discorde passée,

présente et future, aura du moins servi, en dehors de toute
autre considération, la cause des académies, de la science et
des travailleurs, et mérite bien, sous ce rapport, que l'on
note toutes les particularités de son histoire.

Cette histoire, d'ailleurs, sera longtemps à l'ordre du jour,
et ce n'est pas sortir des limites de cette chronique que de
donner place, en terminant, à la lettre suivante, que M. Guillon a adressée à l'Académie de médecine, sous le couvert
de son président (M. le professeur Cruveilhier) :

« Monsieur le Président,

« J'ai l'honneur de vous adresser, au nom des travailleurs
qui cherchent à faire progresser la thérapeutique des maladies des voies urinaires, une prière et des remercîments.

« D'abord, des remercîments pour la persévérance que
vous avez mise à réclamer l'autorisation de faire insérer
dans les Mémoires de l'Académie le rapport de M. Laugier,
— rapport qui nous fera connaître pourquoi on a réduit à
16 le nombre des prétendants au prix fondé par M. d'Argenteuil, lorsqu'il était de 25 , et pourquoi ce prix, qui aurait dû être décerné au plus méritant des 25 concurrents, a
été divisé en six parts inégales.

« Puisque l'Académie a consenti à ce premier acte de
justice, j'ose espérer qu'elle accueillera avec bienveillance
ma nouvelle réclamation, si vous la lui communiquez.

« Je viens, en conséquence, monsieur le Président, vous
supplier de proposer à l'illustre corps savant de faire insérer
le rapport de M. Gerdy, avec celui de M. Laugier, dans la
collection des Mémoires de l'Académie de médecine. Le
rapport de M. Laugier, qui conclut au morcellement du
prix d'Argenteuil de la troisième période, devant figurer
dans ces Mémoires, il serait juste d'accorder le même honneur au rapport de M. Gerdy, qui a fait supprimer le prix
de la première période.

« Lorsque ces deux rapports seront réunis, MM. les académiciens pourront juger facilement si le rapport de M. Gerdy,
qui a donné un aperçu de l'état de la science sur la thérapeutique des rétrécissements de l'urètre en 1850, a été
apprécié comme il devait l'être par la Commission d'Argenteuil, dont M. Laugier était rapporteur ; et si la décision

qui a été prise dans la séance extraordinaire du 11 décembre 1858, convoquée *ad hoc* par M. le secrétaire perpétuel, ne doit pas être soumise à une révision par l'Académie mieux informée, et en réunissant un plus grand nombre de membres, c'est-à-dire tous ceux qui assistent à ses séances hebdomadaires.

« Le rapport de M. Gerdy, *dont je possède une copie*, étant un document important qui renferme, en faveur des prétendants au prix d'Argenteuil de la troisième période, des réserves que l'Académie a acceptées en adoptant les conclusions de ce rapport le 26 février 1850, j'ose espérer, monsieur le Président, qu'il sera fait droit à cette nouvelle demande. »

Que les académies, si elles veulent conserver les concours dans la forme actuelle, ajoute M. Roubaud en terminant, entrent donc franchement dans la voie signalée par M. Guillon, elles donneront à leurs prix, sinon une valeur scientifique plus grande, du moins une moralité que de méchantes langues leur contestent.

———

Les prévisions de MM. Joulin et Roubaud se sont réalisées : je suis renvoyé de Commission en Commission..... J'attends la décision de l'Académie au sujet de l'appel que j'ai interjeté dans un nouveau document qui se trouve à la fin de cette brochure. L'illustre corps savant maintiendra-t-il le jugement de M. Laugier, qui m'a exclu du concours d'Argenteuil de 1850 à 1856, en disant : Il est trop tard, lorsque M. Gerdy m'a ajourné, en 1850, en me disant : Il est trop tôt ?

Maintenant, et afin que le lecteur reconnaisse que j'ai des titres réels à un prix d'Argenteuil ou à un prix du baron Barbier, je vais reproduire ici le rapport de la Commission qui a suivi mes expérimentations pendant dix années consécutives, rapport qui a reçu deux fois la sanction de l'Académie, en séances hebdomadaires nombreuses, et sans la moindre opposition.

Je copie textuellement le *Bulletin de l'Académie de médecine*, numéro du 30 avril 1856.

Rapport sur la stricturotomie intra-urétrale.

MÉTHODE DU DOCTEUR GUILLON

POUR LA GUÉRISON COMPLÈTE ET RADICALE

DES RÉTRÉCISSEMENTS FIBREUX DE L'URÈTRE

CONSIDÉRÉS COMME INCURABLES.

RAPPORT FAIT PAR M. LAGNEAU,

AU NOM D'UNE COMMISSION,

A L'ACADÉMIE DE MÉDECINE, QUI L'A ADOPTÉ A L'UNANIMITÉ.

(Extrait du Bulletin académique.)

Messieurs, en 1839, vous avez chargé une commission, composée de MM. Roux, Cullerier, Sanson, Velpeau et moi, de vous rendre compte de la nature et des effets d'un procédé opératoire employé par M. Guillon, pour le traitement des rétrécissements de l'urètre les plus graves et les plus rebelles, ceux qui sont durs, calleux, et de nature fibreuse, affections considérées jusqu'à ce jour comme incurables par les praticiens les plus éminents.

Les recherches qui ont conduit ce médecin à l'adoption de cette méthode remontent à 1827. Après s'être sérieusement occupé de trouver les meilleurs moyens de constater l'état du canal de l'urètre affecté de strictures, ce à quoi il est parvenu avec un grand succès par l'usage de bougies en baleine d'une ténuité extrême et d'explorateurs qu'il prépare lui-même ; et après avoir aussi reconnu, pour un grand nombre de cas de rétrécissements, notamment pour ceux que nous venons de signaler, l'insuffisance des modes de traitement généralement employés jusqu'à lui, tels que la

3

dilatation plus ou moins rapide, et celui qui consiste à attaquer les coarctations par les caustiques de différentes espèces, il a proposé de leur substituer une médication plus rationnelle et plus sûre, en portant directement l'instrument tranchant sur les points indurés du canal.

L'idée n'était pas absolument nouvelle ; mais il y a grande distance d'une conception purement spéculative à son heureuse application à la pratique chirurgicale.

En effet, messieurs, les rétrécissements de l'urètre paraissent avoir fixé l'attention des médecins des époques les plus reculées. C'est au moins ce qu'on peut inférer de la découverte faite à Herculanum et à Pompéia, de sondes d'airain et de quelques autres instruments qui ne pouvaient avoir été inventés que pour soulager, sinon guérir, les malades tourmentés par ces sortes d'affections. Jusque-là rien n'annonce encore qu'on ait pratiqué la section des portions resserrées du conduit excréteur des urines ; et si l'on peut raisonnablement supposer que l'idée a pu en naître dans quelques esprits supérieurs, on concevra aisément, vu l'imperfection des connaissances en mécanique, que les difficultés qui se présentaient pour sa réalisation aient privé jusqu'à ce jour la chirurgie d'un progrès aussi désirable.

Il ne faut pas remonter plus haut qu'à l'époque d'Ambroise Paré pour trouver les premières et bien imparfaites descriptions des rétrécissements du canal de l'urètre ; et ce n'est à proprement parler que du XVIIIe siècle, époque à laquelle ces affections, comme la plupart de celles dont différents autres points des voies urinaires sont le siége, ont commencé à être l'objet de recherches toutes spéciales, que date la connaissance de cette classe de maladies, basée dès lors sur l'observation clinique et sur l'anatomie pathologique. Jean-Louis Petit d'abord, puis Chopart et Desault, ont fait faire des progrès notables à cette branche de la chirurgie française ; ils ont été suivis de près par Boyer et les savants élèves qu'il a formés.

Depuis ces illustres praticiens, qui ont mené de front l'étiologie et le traitement des rétrécissements de l'urètre , en se prévalant surtout de la méthode par dilatation au moyen de bougies et de sondes de forme et de nature diverses , deux chirurgiens célèbres , Home et Hunter, proposèrent la cautérisation antéro-postérieure, en quoi ils furent imités par M. Petit. Un peu plus tard, Ducamp apporta à cette méthode un changement avantageux, en préconisant la cautérisation latérale, qui a été, depuis, l'objet de perfectionnements notables, dus aux travaux de MM. Lallemand, Pasquier et de quelques autres médecins fort distingués.

Ainsi, messieurs, la dilatation et la cautérisation, telles étaient, il y a à peu près vingt ans, les deux seules méthodes en usage pour le traitement des coarctations urétrales. L'ex périence a surabondamment démontré le parti qu'on pouvait tirer de l'une et de l'autre pour remédier aux grands accidents qu'occasionnent si fréquemment les rétrécissements de l'urètre, quand ils sont arrivés à un certain degré, tels que les rétentions complètes d'urines, les dépôts urineux, les fistules urinaires et les affections graves de la vessie qui en sont si habituellement les suites. Mais aussi, il faut le reconnaître, cette même expérience avait également appris, et cela depuis bien longtemps, que la cure radicale de ces désordres n'était qu'assez rarement définitive, et que les malades étaient le plus souvent exposés à des rechutes tout aussi fâcheuses après un laps de temps plus ou moins long.

Cette triste vérité, qui mettait en évidence l'imperfection et l'insuffisance de nos procédés opératoires dans le traitement d'affections si graves et si généralement répandues, avait sérieusement préoccupé quelques praticiens désireux de trouver une méthode plus efficace et qui mît désormais cette partie de l'art à la hauteur des autres moyens chirurgicaux, dont les effets sont, en général, si certains, si précis, et ordinairement si durables. Il s'agissait de parvenir à trouver le moyen de porter les instruments tranchants jusque sur les points rétrécis du canal de l'urètre. Ambr. Paré, dont le génie a élucidé tant de points obscurs de notre science chirurgicale, pensait déjà avoir atteint le but en employant d'abord une sonde dont l'extrémité vésicale, façonnée en forme de râpe arrondie, avait pour objet d'irriter par un mouvement de va-et-vient, de comminuer et d'enflammer légèrement les points indurés du canal, qu'il appelait des carnosités, afin d'opérer un dégorgement local, et par suite d'y provoquer une suppuration qui permît d'en obtenir plus facilement l'affaissement par le moyen de bougies en plomb enduites d'onguent napolitain. Il donne encore, dans ses œuvres, la figure d'une canule, dans l'intérieur de laquelle passe un stylet portant à son extrémité une espèce de chapeau ou demi-sphère en acier, dont le bord, tranchant dans toute sa circonférence, était destiné à couper les brides et les carnosités, en le retirant et le faisant agir circulairement par un mouvement de rotation du stylet, sur le bout arrondi de la canule.

Malgré les bons effets que ce grand chirurgien annonçait avoir obtenus de ces deux opérations, elles furent bientôt abandonnées; car elles étaient encore trop imparfaites pour remplir le but qu'on devait se proposer dans des affections d'une curation aussi difficile; et, bien qu'elles aient pu avoir quelques bons résultats, exécutées par un aussi habile praticien, ce n'a dû être que dans des circonstances rares et tout à fait exceptionnelles.

Depuis lors, aucune tentative de ce genre n'avait été faite, lorsqu'il y a assez peu de temps plusieurs médecins étrangers, frappés de l'impuissance des ressources que leur offrait la science contre certains rétrécissements fibreux, et des dangers qu'ils faisaient courir aux malades qui en étaient atteints, proposèrent de traverser d'avant en arrière les obstacles de l'urètre, en se servant d'une sorte de lancette à longue tige, portée jusqu'à la partie antérieure de la coarctation, dans une canule d'argent, et qu'ils poussaient ensuite dans la direction présumée du conduit excréteur. Ces auteurs sont Physick, Dorner, Siebold et Arnoth. Leurs instruments, qui présentent peu de différences entre eux, sont on ne peut plus défectueux. Ils manquent surtout d'un moyen de diriger avec précision leur lame à double tranchant, de manière à éviter les fausses routes. Les praticiens prudents furent en outre effrayés, et avec raison, des lésions qui pouvaient résulter de leur emploi sur les parties saines environnantes. Ce mode de traitement fut en conséquence mal accueilli et généralement négligé.

M. le docteur Reybard, de Lyon, lui seul, a publié, en 1833, des observations témoignant de quelques succès qu'il aurait obtenus par ce procédé, modifié, du reste, dans le sens que nous venons d'indiquer. Il a adapté à l'extrémité vésicale de la canule aplatie servant à porter dans l'urètre la lancette à longue tige des auteurs ci-dessus, une bougie en caoutchouc, très déliée et d'un à deux centimètres de longueur, laquelle doit, avant qu'on fasse agir l'instrument, s'introduire dans le rétrécissement, pour donner une direction plus rassurante à son double tranchant. Cette opération, qui, comme les précédentes, offre toujours le grave inconvénient d'inciser d'avant en arrière, a de plus celui de présenter, dans l'exécution, de grandes difficultés pour parvenir à introduire, préalablement à la section, la bougie en forme de tentacule dans le point rétréci du canal. En effet, cette bougie n'a pas une solidité assez grande pour ne pas se courber souvent et se contourner en vrille, par l'effet de la résistance qu'elle rencontre dans l'obstacle à franchir.

Mais ce qu'on peut avec plus de raison encore reprocher à cette méthode, c'est la trop grande largeur des lames qui y sont employées : il résulte souvent de leur action des incisions trop profondes, qui intéressent parfois bien au delà de l'épaisseur des tissus indurés.

En résumé, ce que vos commissaires ont vu des résultats obtenus par ce procédé ne leur paraît pas de nature à encourager à en faire usage.

Quoi qu'il en soit, et nonobstant toutes ces tentatives, selon nous peu satisfaisantes, l'incision des rétrécissements fibreux, en agissant d'avant en arrière, était tombée dans le plus profond oubli. Nous devons cependant déclarer ici que notre collègue, M. Amussat, avait déjà, dès 1824, huit ans avant M. Reybard, appelé de nouveau l'attention des médecins sur les avantages qu'on pouvait retirer de certains instruments tranchants, en les portant jusqu'au centre des coarctations de l'urètre. Il adopta d'abord l'olive à crêtes tranchantes de Dzondi, à laquelle il donna la forme d'un cône armé de huit lames d'un quart de ligne de saillie, et qui était poussée d'avant en arrière, après l'avoir enduite d'une couche de suif. Mais comme elle avait l'inconvénient de léser les parties saines du canal encore plus que les indurations, notre confrère inventa et fit connaître, en 1832, un autre instrument dont la pièce principale était une tige armée à son extrémité d'une lame tranchante parallèle à son axe et présentant d'un quart de ligne à une demi-ligne de saillie. Elle était introduite jusqu'au rétrécissement à travers une canule droite, graduée; puis elle était poussée sur le point resserré et y pratiquait des incisions superficielles, sortes d'égratignures qui le dilataient en le faisant saigner.

Ce procédé offrait déjà un perfectionnement incontestable, si on le compare à celui de Paré ; car il permettait d'attaquer un peu plus efficacement le point resserré du canal que ne le faisait la râpe en forme de roseau de ce dernier. Mais l'heureuse innovation qui en fait tout le mérite n'a pas été développée, et elle n'a pu avoir le succès qu'on devait raisonnablement en attendre, son auteur n'ayant eu en vue que d'obtenir un léger dégorgement local et, par suite, une suppuration qui, secondée par l'introduction subséquente et plus ou moins prolongée de sondes ou de bougies flexibles, pût faire fondre et affaisser la coarctation.

Tel était, messieurs, le point le plus avancé où l'art fût parvenu quant aux procédés chirurgicaux à opposer aux rétrécissements de l'urètre, à l'aide d'instruments tranchants de formes diverses, proposés antérieurement et postérieurement aux travaux de M. Guillon sur ce sujet, lorsque, sur sa demande, fut nommée votre commission, en 1839. C'est en 1827, avons-nous dit en commençant, que ce médecin crut pouvoir aller plus loin encore que ceux qui l'avaient précédé. Il attaqua plus franchement et plus directement le mal en pratiquant des incisions plus ou moins profondes, plus ou moins nombreuses, selon l'épaisseur et l'étendue des coarctations. Ses premières tentatives furent si satisfaisantes qu'elles l'encouragèrent à persévérer dans la voie qu'il s'était tracée, et peu après il en présentait déjà les heureux résultats à la Société de médecine pratique, ainsi que le mentionnent les numéros de mai et de septembre 1831 de la *Gazette des hôpitaux* (1) et le compte rendu des travaux de la Société de médecine pratique pendant les années 1831 et 1832, publié en 1834 par le docteur Serrurier. Ces résultats étaient tous appuyés sur des faits à la constatation desquels avaient été

(1) Voici ce qu'on lit dans la *Gazette des hôpitaux* du 21 mai 1831 (Procès-verbal de la Société de médecine-pratique, séance du 7 avril, présidence de M. le baron Dubois) : « M. Guillon fait voir l'urétrotome dont il avait entretenu la société dans une séance précédente. — Cet

appelés les praticiens les plus honorables et les plus dignes de confiance.

D'après ces dates, et surtout d'après celle de 1831, *il est évident pour nous que c'est* M. GUILLON *qui a attaqué le premier, de dedans en dehors et d'arrière en avant, avec une grande précision, les rétrécissements situés profondément dans l'urètre.*

Cette nouvelle méthode de traitement fut diversement accueillie; les esprits les plus éminents, les hommes les plus compétents en chirurgie pratique, peu rassurés sur ses avantages par les tentatives, il est vrai imparfaites, exécutées déjà dans cette voie d'un perfectionnement si désirable, se montrèrent d'un scepticisme bien propre à décourager un praticien moins convaincu que ne l'était M. Guillon de l'efficacité de l'opération qu'il proposait. Les plus prudents, n'ayant pas encore l'expérience de l'effet des instruments tranchants sur les profondeurs de l'urètre, se contentèrent de signaler la proposition comme une témérité dont ils ne voulaient pas encourager l'application pratique par leur approbation. Quelques autres, moins bienveillants encore, allèrent jusqu'à manifester des doutes sur l'exactitude des observations cliniques qui lui servaient de base.

Parmi les premiers, plusieurs des plus justement célèbres se sont déterminés à voir pratiquer l'opération proposée, à en observer les résultats; et depuis, ils sont loyalement revenus de leur prévention. Ils la pratiquent eux-mêmes et en signalent l'efficacité aux nombreux élèves qui fréquentent leurs cliniques. *Elle est aujourd'hui adoptée, dans les hôpitaux comme dans la pratique, par les chirurgiens les plus distingués;* par les uns dans toute sa simplicité native, si je puis m'exprimer ainsi; par quelques autres, après avoir fait subir aux instruments proposés des modifications peu importantes, et qui, surtout, ne touchent en rien à l'idée fondamentale dont le but était l'incision excentrique et d'arrière en avant (**).

Livré exclusivement à la pratique et ne croyant pas devoir

instrument, fort ingénieux, consiste en une sonde de laquelle sortent plusieurs lames tranchantes, au moyen desquelles on fait *des incisions plus ou moins profondes*, dans l'urètre, suivant l'indication. Il y en a de droits, de courbes et de flexibles. Les lames sont placées sur un côté seulement, ou sur toute la circonférence de l'instrument. »   GUILLON.

prématurément donner à ses travaux une publicité qui dé-
passât les limites de simples communications aux sociétés de
médecine et de rares insertions dans les recueils périodiques
consacrés à la science, et seulement dans la vue bien légitime d'appeler l'attention de ses confrères sur ses procédés,
afin de profiter de leurs observations, M. Guillon se contenta,
pendant longtemps encore, de les appliquer sur le plus grand
nombre possible de malades affectés de rétrécissements
fibreux de l'urètre. Ce n'a été que lorsqu'il a eu réuni une
grande masse de faits les plus concluants qu'il s'est présenté
à l'Académie royale de médecine, pour la prier de vouloir
bien nommer dans son sein une commission qui, ayant pour
objet de voir les malades qu'il aurait à traiter, avant, pendant et après l'opération, pourrait vous rendre compte de
ce qu'elle aurait observé, et par là vous mettre à même de
juger de l'importance de ses travaux.

Vous avez obtempéré, messieurs, à cette demande d'un
praticien connu par son zèle et par son amour pour la science,
et la commission a été nommée en janvier 1839. C'est ici le
moment de vous expliquer les motifs qui ont empêché jusqu'à ce jour que son rapport vous fût présenté. Le premier,
qui vous paraîtra sans doute d'un grand poids, c'est que pour
se rendre compte de l'efficacité des moyens employés contre
les rétrécissements urétraux en général, ainsi que de la solidité des guérisons qu'on a obtenues, il faut, comme chacun
le sait, un temps très long; car ces affections se reproduisent
presque toujours plus ou moins promptement, quelquefois
plusieurs années après la médication la plus heureuse en
apparence. C'est au moins ce que l'expérience prouve chaque
jour pour les moyens employés jusqu'à présent. Le deuxième
motif, que rien ne pouvait nous faire prévoir, a été la mort
de notre regrettable collègue Cullerier, qui avait été nommé
rapporteur lors de la formation de la commission.

Telles sont, messieurs, les circonstances qui ont empêché
jusqu'à ce jour vos commissaires de s'acquitter de la mission
que vous leur aviez donnée. Mais ils osent espérer que vous
regarderez avec eux, comme une compensation à ce long
retard, l'avantage d'avoir pu apprécier avec plus de loisir
la méthode de traitement proposée par M. Guillon, et de
s'être assurés aussi, d'une manière plus positive et plus con-

cluante, de la guérison des malades qu'il a opérés sous leurs yeux.

Le traitement adopté par ce médecin ne consiste pas seulement dans les incisions ou *mouchetures profondes* pratiquées sur les points rétrécis du canal de l'urètre, quoique ce soit, en réalité, l'innovation capitale qu'il présente. Il comprend encore un perfectionnement très heureux, selon nous, dans la marche à suivre *pour opérer rapidement la dilatation préliminaire de ce conduit*, lorsque, ce qui est le plus ordinaire, il se trouve resserré au point de ne pouvoir admettre l'urétrotome au moyen duquel ces débridements doivent être exécutés. Nous mentionnerons également quelques modifications dans la forme et dans la manière de se servir des instruments explorateurs qui lui servent à reconnaître *avec une extrême précision* le siége, le nombre, l'étendue et la forme des coarctations.

Il opère la dilatation des rétrécissements les plus graves, ceux qui occasionnent l'ischurie et dans lesquels l'occlusion de l'urètre est telle qu'aucune bougie ordinaire, même la plus fine, ne peut être introduite, en se servant de bougies en baleine, qu'il prépare lui-même, dont la pointe est très déliée et presque filiforme. C'est avec cet instrument qu'il franchit les obstacles les plus grands. Quelquefois il emploie une autre bougie de même espèce, tout aussi fine, mais dont l'extrémité vésicale se termine par un léger bouton analogue à celui du plus petit stylet de nos trousses de poche. Enfin, une troisième espèce de bougie présente, à huit centigrammes de la pointe, un renflement fusiforme, à la suite duquel on en voit parfois un ou deux autres moins éloignés, dont le volume est de plus en plus considérable, à mesure qu'ils se rapprochent de la grosse extrémité de l'instrument, qui sert à obtenir une dilatation plus rapide en poussant successivement, lorsque l'obstacle est dépassé par l'extrémité de la baleine, d'abord le premier renflement, puis le deuxième, et ainsi de suite. Cette dernière bougie offre quelquefois l'avantage d'avancer beaucoup et rapidement la dilatation dans une seule séance, et de dispenser d'introduire l'une après l'autre plusieurs bougies de plus en plus volumineuses.

Les premières difficultés ainsi vaincues, ce qui a lieu souvent en une ou deux séances, des bougies en gomme élastique, et dont l'extrémité est arrondie en forme d'olive, sont successivement placées, jusqu'à ce que la dilatation soit suffisante pour permettre d'employer l'urétrotome.

Ce résultat obtenu, d'une manière en général fort prompte, M. Guillon explore le canal. Il se sert, pour ce second temps du traitement, d'un autre instrument en baleine, gradué sur toute sa longueur et se terminant par un renflement en forme de virgule dont la partie la plus large représente une espèce de crochet mousse. Cette espèce de boule irrégulière est d'abord poussée jusqu'au-devant du rétrécissement dont le degré de profondeur dans l'urètre est estimé par le moyen de la graduation de la bougie; puis, on lui fait dépasser l'obstacle pour le ramener à soi, afin d'en reconnaître le bord postérieur. D'après les renseignements qu'en tire l'opérateur, *il fait un dessin offrant exactement la forme et l'étendue de la coarctation*, lequel dessin lui fournit le moyen de s'assurer, d'une opération à l'autre, quand il est nécessaire d'en pratiquer plusieurs, des changements qui se sont faits dans le point resserré du canal. Enfin, dans d'autres circonstances, M. Guillon porte dans ce conduit sur la coarctation une sonde élastique très flexible *et très extensible* enduite avec une couche épaisse de cire à mouler, qui y adhère par le moyen d'un fil de soie contourné en spirale. Cet instrument est introduit sous un petit volume, à l'aide d'un mandrin d'un faible calibre, bientôt remplacé par un autre beaucoup plus fort qui développe la sonde de manière à obtenir, sur la couche de cire molle qui la revêt, une empreinte exacte de la portion malade de l'urètre.

Presque immédiatement après ces préliminaires indispensables, et tout au plus après deux ou trois jours consacrés à mettre en usage les moyens de calmer une légère irritation locale, on procède à l'opération principale, la section des parties indurées du canal.

Les incisions sont pratiquées d'arrière en avant, avec un urétrotome particulier à l'auteur, instrument qui se compose d'une canule droite, en argent, présentant une fissure longitudinale sur presque toute sa longueur et graduée par millimètres, arrondie et fermée en cul-de-sac. Son extrémité offre, sur l'un de ses côtés, deux fentes parallèles qui donnent passage à autant de lames tranchantes en forme de rondaches, d'à peu près cinq lignes de longueur sur une à trois de largeur, mais *dont la saillie est réglée avec précision par un plan incliné, et dont le relief, d'ailleurs, est déterminé par l'opérateur suivant l'exigence.* Cet instrument est facile à manœuvrer. Maintenu et fixé dans le canal par l'index et le médius de la main droite placés entre deux rondelles situées près de son pavillon, on en fait saillir les lames en poussant le mandrin qui les supporte avec le pouce de la même main, dès qu'on a dépassé la coarctation, qui est ensuite incisée d'arrière en avant, en retirant à soi l'instrument, en même temps que la main gauche du chirurgien maintient la verge en direction et à un degré d'extension convenable.

Cette opération, que vos commissaires ont vu pratiquer un grand nombre de fois, est réitérée à plusieurs reprises dans une même séance, si le cas l'exige, sans qu'on soit obligé de sortir l'urétrotome du canal et en lui imprimant seulement un mouvement de rotation, après avoir fait rentrer les lames qu'on fait saillir ensuite pour inciser un autre point du rétrécissement. *Il suffit ordinairement d'un petit nombre de séances, à quelques jours d'intervalle, pour obtenir la guérison. L'instrument parfaitement conçu, et du reste employé avec habileté, agit avec une facilité et une précision vraiment remarquables.*

Il ne sera pas inutile de rappeler encore que ces incisions sont toujours exécutées avec une grande promptitude, et que, loin d'occasionner, comme on pourrait le supposer, de vives douleurs aux malades qui les subissent, la plupart ont de la peine à se persuader qu'ils soient déjà opérés, croyant, pour la première fois, que l'opération n'a été qu'une nouvelle manœuvre ayant encore pour objet l'exploration du canal, ou de lui donner un degré d'ampleur qui lui aurait manqué pour permettre l'introduction facile de l'urétrotome.

L'opération ainsi terminée, le résultat en est immédiatement et très facilement apprécié, en introduisant une bougie de trois lignes et demie de diamètre, qu'on ne sent dès lors plus serrée dans le canal où elle passe avec une extrême facilité, circonstance d'autant plus digne de remarque, qu'avant l'action de l'instrument tranchant, les bougies d'une ligne étaient le plus ordinairement pressées par la coarctation, au point qu'on avait des efforts à faire pour les retirer.

C'est ici, messieurs, le moment d'appeler toute votre attention sur *la promptitude avec laquelle on obtient par cette méthode, et dès la première séance, l'élargissement du canal de l'urètre, affecté de rétrécissements les plus durs, et, par conséquent, les plus rebelles. C'est un fait important et nouveau sur lequel vos commissaires ne sauraient trop insister; car ce résultat est instantané et laisse bien derrière lui tout ce qu'on a obtenu des autres modes de traitement employés jusqu'à ce jour.*

Qui ne sait, en effet, les tâtonnements, les lenteurs qu'entraîne la dilatation par les sondes et les bougies, et l'impossibilité où l'on se trouve si souvent d'en continuer l'usage, soit par l'excès de sensibilité qu'elles développent dans l'urètre, soit par les inflammations qui se propagent jusqu'aux testicules; les irritations plus ou moins directement causées à la vessie et jusqu'aux reins, ou bien encore pour la réaction nerveuse qui en résulte dans toute l'économie, et qui revêt si fréquemment la forme des fièvres intermittentes, auxquelles la cessation de leur introduction peut seule mettre fin? Qui ne connaît d'autre part, pour le plus grand nombre des cas, les inconvénients, les dangers et surtout l'insuffisance des caustiques dont tant de malades ont subi les applications par centaines de fois sans en avoir pu obtenir guérison, la plupart ayant, bien au contraire, vu leur état s'aggraver de la manière la plus déplorable?

La méthode dont nous vous entretenons aujourd'hui, messieurs, ne présente aucun de ces inconvénients. *Elle est aussi sûre qu'elle est prompte dans les résultats.*

Mais ce résultat si subit, si instantané des incisions urétrales, il faut qu'il soit durable et à l'abri des récidives qu'on observe presque toujours plus ou moins promptement après l'emploi des autres méthodes. M. le docteur Guillon trouve, à cet égard, la garantie que tout médecin prudent et consciencieux doit désirer :

1° Dans la nature même de la dilatation qu'il opère, c'est-à-dire dans les incisions profondes et toujours proportionnées à l'épaississement qu'ont contracté la muqueuse et les tissus ambiants vers les points rétrécis du canal;

2° Dans les précautions qu'il observe, après l'opération, pour amener les solutions de continuité qu'il a pratiquées à leur parfaite cicatrisation.

Ce dernier temps du procédé de l'auteur consiste dans l'introduction de bougies ou sondes pleines, en gomme élastique ou en étain, du plus fort numéro, c'est-à-dire de près d'un centimètre de diamètre. D'un usage indispensable, quelle que soit d'ailleurs la méthode opératoire adoptée, cautérisation ou incision, ce moyen de dilatation est le complément nécessaire de tous les traitements proposés jusqu'à ce jour contre les affections qui nous occupent. Mais M. Guillon *en a modifié l'emploi* de la manière suivante : au lieu de laisser les sondes à demeure dans le canal, ainsi que le font presque tous les autres praticiens, il se contente de les placer une fois chaque jour, pendant un demi-quart d'heure au moins ou vingt minutes au plus. En effet, l'expérience lui a depuis longtemps appris que la présence du corps dilatant, bien qu'elle soit de peu de durée, suffit toujours, pourvu qu'elle soit renouvelée quotidiennement, pour empêcher la réunion des plaies de l'urètre par première intention, et pour obtenir leur cicatrisation avec écartement et affaissement de leurs bords, en conservant par conséquent au canal le degré d'élargissement produit par l'instrument tranchant, seul moyen d'arriver à une guérison complète et durable.

Par cette manière de procéder, on a encore l'immense avantage de ne pas exposer les malades aux dangers qu'entraîne presque inévitablement le trop long séjour des corps étrangers dans l'urètre.

Telle est, messieurs, la méthode de traitement que M. Guillon emploie, *avec un succès soutenu, depuis plus de vingt ans,* contre les rétrécissements fibreux du canal de l'urètre, rétrécissements de la plus fâcheuse espèce et qui ont été presque généralement regardés comme incurables par les praticiens les plus éminents.

Votre commission vous doit actuellement des renseignements, et autant que possible des preuves irréfragables que les guérisons qu'il a obtenues ont été *durables* et *tout à fait radicales.*

Elle croit toutefois superflu de vous faire l'historique détaillé de tous les cas d'affections de ce genre dont *le traitement a été fait sous ses yeux, pendant les dix années qui viennent de s'écouler, et sur le résultat desquels elle se déclare* COMPLÈTEMENT ÉDIFIÉE. Elle se bornera donc à vous présenter l'analyse succincte de quelques observations pouvant *servir de type*, se réservant toutefois de vous lire *in extenso* une des plus intéressantes, rédigée par le malade lui-même, homme fort éclairé, doyen et professeur de la Faculté de l'une des grandes capitales de l'Europe, *lequel a été guéri par la méthode de M. Guillon, après avoir employé, sans succès, divers autres modes de traitement.*

Nous terminerons l'exposé des preuves de l'efficacité de cette méthode par la lecture du compte rendu rédigé par plusieurs de nos collègues de l'Académie, après avoir assisté aux opérations pratiquées au nommé Liot, dont l'état avait été constaté quelque temps auparavant par M. Velpeau et par plusieurs signataires de cette pièce, immédiatement avant la première opération.

En résumé, parmi les malades que nous avons observés, *quelques uns étaient affectés de rétrécissements considérés comme infranchissables; d'autres étaient obligés, chaque fois qu'ils voulaient uriner, d'élargir préalablement le canal au moyen de corps dilatants, ou bien de s'astreindre à porter nuit et jour des bougies ou des sondes dans l'urètre. Chez certains sujets, les coarctations avaient produit une incontinence d'urine habituelle; chez plusieurs, l'urètre s'était rompu en arrière de l'obstacle qui s'opposait à l'émission de l'urine, d'où étaient résultées des fistules urinaires nombreuses, compliquées d'abcès à la prostate; un, entre autres, par suite d'infiltration urinaire, brusque et abondante, avait eu tout le scrotum et la plus grande partie des téguments de la verge frappés de gangrène. Enfin, nous avons vu plusieurs malades chez lesquels les rétrécissements entretenaient un état d'impuissance qui a cessé aussitôt que leur guérison a été obtenue.*

PREMIÈRE OBSERVATION.

M. le capitaine Rœps, au service de Hollande, âgé de trente-quatre ans, était affecté d'une incontinence d'urine depuis une dizaine d'années, lorsqu'il vint réclamer les soins du docteur Guillon auquel M. le professeur Alquié, membre du Conseil de santé des armées, l'avait adressé, le 26 avril 1835.

Cette déplorable situation, qui obligeait le malade à se

garnir continuellement pour éviter que ses vêtements ne s'imprégnassent d'urine, était la conséquence de trois rétrécissements urétraux, très durs, qui avaient commencé à se développer en 1821, à la suite d'injections employées intempestivement et en très grand nombre. *Dix-neuf médecins ou chirurgiens* avaient successivement essayé de faire pénétrer des bougies et des sondes jusque dans la vessie ; aucun d'eux n'avait pu y parvenir. De nombreuses cautérisations avaient été pratiquées sans résultats satisfaisants. Lorsque M. Guillon vit ce malade pour la première fois, il n'urinait plus que goutte à goutte. Il essaya de franchir les rétrécissements avec une bougie en baleine, à renflements successifs, et dont l'extrémité n'avait presque que le volume d'un cheveu. Après d'assez longues tentatives, il la fit pénétrer jusque dans la vessie. Le lendemain il en introduisit une plus volumineuse, et continua les jours suivants, en augmentant progressivement le numéro des bougies.

Les coarctations ne se dilatant que très lentement, parce qu'elles étaient fort dures, et M. Mayor, qui était alors à Paris, ayant annoncé à M. Guillon qu'il élargissait à l'instant les rétrécissements urétraux, quelque durs qu'ils fussent, par les moyens de ses cathéters, M. Rœps consentit à se soumettre au cathétérisme de cet habile chirurgien. Après une demi-heure de tentatives faites avec les cathéters n° 1 et n° 2, notre confrère de Lauzanne fut obligé d'avouer qu'il ne pouvait tenir sa promesse et de reconnaître qu'il avait fait une fausse route de huit lignes de profondeur : accidents inflammatoires nécessitant des sangsues, des bains, des cataplasmes, etc. Le traitement ne put être repris avant huit ou dix jours.

Le canal suffisamment dilaté pour en permettre l'exploration d'une manière complète, M. Guillon reconnut l'existence de trois rétrécissements fibreux ; le premier de 4 pouces à 5 pouces 1/4 de profondeur ; le deuxième de 5 pouces 1/2 à 5 pouces 3/4, et le troisième s'étendant de 6 pouces à 6 pouces 1/2. Ce dernier était celui qui avait jusque-là résisté à toutes les tentatives d'introduction de bougies dans la vessie. Les trois coarctations n'en formaient alors qu'une de 2 pouces 1/2 de long.

Par les incisions intra-urétrales pratiquées sur cette partie

de l'urètre, suivies de la compression excentrique par des
bougies élastiques et des sondes métalliques, la guérison fut
obtenue en six semaines. Le malade a été conduit, le 8 juillet
1835, chez votre rapporteur, qui a constaté, par l'introduction d'une bougie de quatre lignes de diamètre, sa parfaite
guérison. Cet officier est retourné depuis à Java, où il s'est
marié, jouissant d'une excellente santé.

DEUXIÈME OBSERVATION.

M. Faré, ancien officier de la garde impériale, affecté de
deux rétrécissements fibreux très anciens, avait été cautérisé
un grand nombre de fois sans aucun bon résultat. Ces rétrécissements étaient situés vers le milieu de la portion spongieuse de l'urètre. Le premier avait 6 lignes de longueur; le
deuxième en avait 9. Le canal était tellement rétréci dans ces
deux points, que le malade ne pouvait uriner qu'après avoir
préparé la voie par l'introduction d'une bougie conique.

Opéré par M. Guillon, en août 1835, le canal fut entretenu dans le degré de dilatation obtenu des incisions par
l'introduction quotidienne des bougies volumineuses jusqu'à
leur cicatrisation. A la fin du deuxième mois, M. Faré était
tout à fait guéri. Cinq ans après, le 19 mai 1840, MM. Roux,
Cullerier et Lagneau ont constaté que la guérison de M. Faré
était complète et définitive, quoiqu'il n'eût pas introduit des
bougies depuis la fin de 1835.

Le sujet de cette observation étant mort aux Néothermes
d'une fièvre cérébrale, le 3 avril 1841, M. le docteur Alquié,
son médecin ordinaire, qui procéda à l'autopsie, permit à
M. Guillon de prendre l'urètre qui a été montré le 4 mai à
MM. Cullerier, Velpeau, Roux et Lagneau. Cette pièce, qu'il
conserve avec soin, ne présente aucune trace des rétrécissements dont il avait été le siége pendant un grand nombre
d'années. On remarquait à peine, et seulement avec l'aide
d'une loupe assez forte, les cicatrices linéaires résultant des
incisions qui avaient été pratiquées.

TROISIÈME OBSERVATION.

M...., officier supérieur du génie, lorsqu'il vint, en
juillet 1845, réclamer les soins de M. le docteur Guillon,

était affecté, depuis douze ans, de deux rétrécissements fibreux, l'un à 2 pouces de l'orifice de l'urètre, et l'autre à 5 pouces. Il avait déjà subi un très grand nombre de cautérisations qui, chaque fois, avaient notablement aggravé son état. Des scarifications, ou incision de la muqueuse seulement, exécutées à plusieurs reprises, n'avaient pas été plus profitables. Obligé, pour conserver la faculté de rendre ses urines, de maintenir en permanence une bougie dans le canal, il la conservait même étant à cheval, pendant plusieurs campagnes qu'il a faites en Algérie.

Les incisions intra-urétrales profondes pratiquées par M. Guillon l'ont entièrement débarrassé de cette grave maladie; et votre rapporteur, qui a eu, en 1847, occasion de le voir pour une affection de toute autre nature, a constaté, par une exploration attentive, que la guérison s'était parfaitement maintenue.

QUATRIÈME OBSERVATION.

En 1809, étant prisonnier en Angleterre, M. Moret eut une rétention d'urine, pour laquelle il fut soigné par le docteur Dobson, qui lui fit trente et quelques cautérisations d'après la méthode de Hunter ; peu après, le canal se rétrécit de nouveau, et il dut recourir à l'emploi des bougies.

Revenu en France, en 1819, le docteur Beauchêne fit continuer la dilatation.

En 1820, un abcès s'étant formé au périnée, il fut ouvert à l'hospice de perfectionnement, par Antoine Dubois. Une fistule urinaire en fut la suite.

En 1822, Nauche et un autre de nos confrères reconnurent l'existence de trois rétrécissements, l'un à peu de distance du méat urinaire, un second à deux pouces, et le troisième à cinq. — Formation de plusieurs nouveaux dépôts urineux, dont l'un s'ouvre spontanément dans le rectum. On pratique plusieurs cautérisations d'après le procédé de Ducamp, sans aucun succès. Un autre abcès s'ouvre à la partie antérieure des bourses; le malade est toujours forcé de continuer l'usage des sondes à demeure (1).

(1) M. Civiale parle de ce malade dans ses *Nouvelles considérations sur les rétentions d'urine*, p. 60 (1823), — et dans son livre *De la lithotritie*, p. 247, publié en 1827.   GUILLON.

En 1835 Moret fait demander M. Guillon qui, tout d'abord, fait cesser l'emploi des sondes qu'il continuait sans interruption depuis douze ans. Ce médecin reconnut, à la première exploration, qu'il avait affaire à trois rétrécissements fibreux ; il existait aussi trois fistules urinaires, l'une au-devant des bourses, une autre au périnée, et la troisième s'ouvrant dans l'anus.

Des *mouchetures profondes* (1) furent pratiquées dans les coarctations, qui furent dilatées ensuite avec de fortes bougies. La guérison ne se fit pas attendre plus de deux mois. La fistule du scrotum et celle de l'anus se sont fermées avant la fin du premier mois du traitement ; celle du périnée seulement vers le milieu du troisième.

Votre commission a vu plusieurs fois, depuis, M. Moret, qui lui a été représenté par M. Guillon, en 1839 et 1840. La guérison a été reconnue complète et solide.

Peu de temps avant la mort de Moret, qui a succombé à une métastase rhumatismale, M. Lisfranc et votre rapporteur, qui avaient été appelés en consultation auprès de lui, le 21 janvier 1842, ont constaté que son urètre était parfaitement libre et que des bougies de quatre lignes, environ un centimètre de diamètre, y pénétraient avec la plus grande facilité.

CINQUIÈME OBSERVATION.

M. Desroches, âgé de soixante-neuf ans, urinait difficilement depuis quarante ans. Trois rétrécissements urétraux occasionnaient sa dysurie et avaient déterminé quinze fistules urinaires, situées tant au scrotum qu'au périnée, quoiqu'il eût été cautérisé une centaine de fois, soit avec le nitrate d'argent, soit avec la potasse caustique, depuis une vingtaine d'années.

M. le docteur Guillon, après avoir reconnu la nature fi-

---

(1) On désigne souvent de la sorte mes incisions intra-urétrales au moyen desquelles je divise tout le tissu induré qui forme le rétrécissement fibreux.

J'ai donné le nom de *mouchetures simples*, aux incisions qui n'intéressent que la membrane muqueuse, et ont pour but un dégorgement local.

GUILLON.

Scrotum et Périnée énormément tuméfiés

Fig. 1.

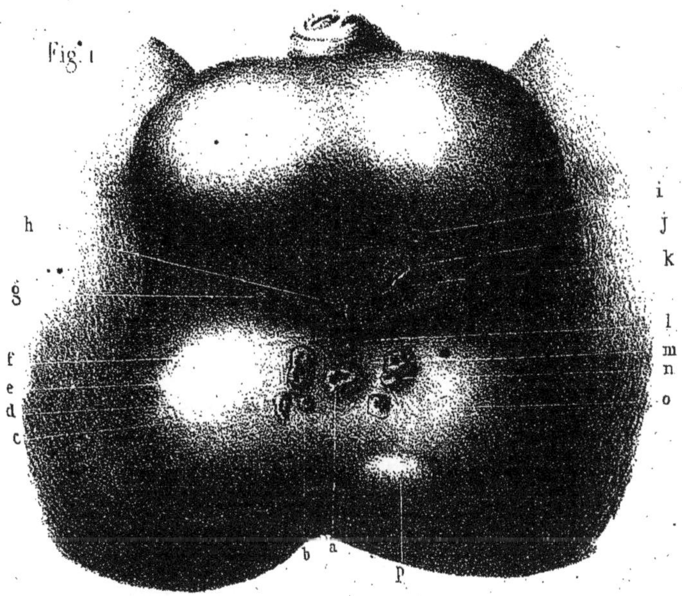

Scrotum et Périnée revenus à l'état normal

Fig. 2.

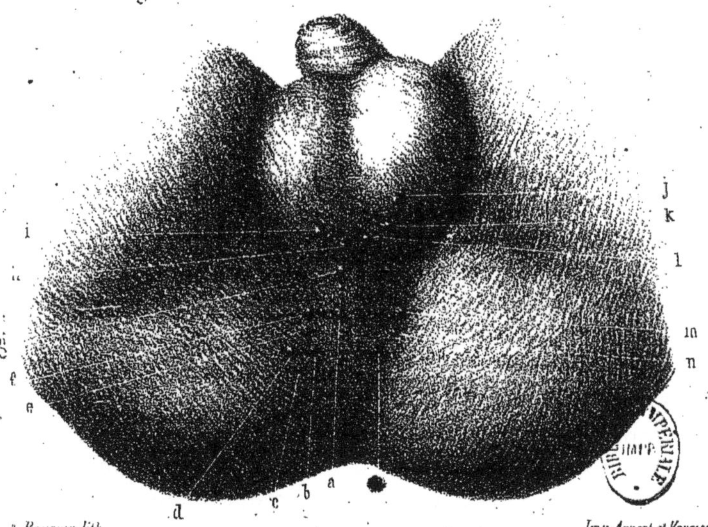

L. Roussin lith   Imp. Appert et Vavasseur

Fig. 1. Les lettres depuis A. jusqu'à O indiquent les ouvertures
de 15. fistules urinaires et la lettre P. un abcès de la prostate
Fig. 2. Les lettres depuis A. jusqu'à O. indiquent les cicatrices
des 15 fistules de la 1.re fig.

breuse de ses coarctations, les attaqua le 22 juin 1841 par les incisions intra-urétrales, aidées subséquemment par la dilatation. Au bout de vingt-six jours, et après deux opérations seulement, M. Desroches était complétement débarrassé : 1° d'un abcès volumineux de la prostate, qui s'est ouvert dans l'urètre; 2° de ses quinze fistules.

Les trois rétrécissements, qui n'en formaient presque plus qu'un, s'étendaient de trois pouces un quart à cinq pouces un quart : ils étaient tellement durs qu'en les divisant l'instrument faisait entendre un bruit semblable à celui que produit la section d'un cartilage.

M. Desroches a été vu depuis par votre rapporteur; il jouissait de la santé la plus parfaite, et des lettres, qu'il a écrites encore plus tard, en 1846, tout en confirmant ce fait, attestent qu'il avait même conservé des goûts d'un autre âge que le sien.

A cette observation sont joints deux dessins représentant, l'un l'état du scrotum et du périnée, siéges des fistules, avant le traitement, et l'autre l'aspect de ces parties après la guérison.

SIXIÈME OBSERVATION.

M. Lemelle, âgé de soixante-huit ans, avait eu dans sa jeunesse plusieurs blennorrhagies. A quarante ans, le jet de ses urines commença à diminuer de volume; à cinquante-quatre ans la vessie ne se vidait plus qu'à moitié, et il était obligé d'uriner souvent. A cinquante-sept, il urinait involontairement et ne pouvait presque jamais satisfaire ce besoin lorsqu'il le désirait. Pendant le jour, ses vêtements étaient continuellement imprégnés d'urine: la nuit, son lit était inondé. Pour obvier autant que possible à cette dégoûtante incommodité, il fixait autour du pénis une éponge renfermée dans un sac de taffetas gommé, soutenu par un large suspensoir.

Le 16 novembre 1834, après un copieux repas arrosé de champagne: impossibilité d'uriner; rupture de l'urètre; tumeur au périnée du volume d'un petit œuf de poule. — Le docteur Guillon étant appelé, il introduisit une bougie en baleine, à renflements successifs et à extrémité filiforme. Le malade se refuse à ce qu'on lui place une petite sonde à demeure dans le canal. Pendant la nuit, par suite des efforts qu'il fait pour uriner, l'urine pénètre plus abondamment dans le tissu cellulaire du scrotum, qui, tout à coup, acquiert le volume de la tête d'un enfant à terme. M. le professeur Roux est appelé en consultation ; mais, malgré les incisions profondes qui sont pratiquées, la tumeur se sphacèle ainsi qu'une portion de la peau de la verge. A la chute des parties gangrenées, il reste une vaste plaie au milieu de laquelle on voit les deux testicules à leurs cordons suspendus et complétement dépouillés. La crevasse de l'urètre amène l'urine au dehors par trois points différents : au-dessus du pénis, au-dessous et à droite, et au centre de la plaie.

Le 22 novembre, le malade ayant beaucoup perdu de son obésité, M. Guillon attire au moyen de longues bandelettes agglutinatives, la peau du ventre et des fesses, progressivement de manière à former un scrotum nouveau. Pour recouvrir la portion de la verge qui était dénudée, l'opérateur divise le prépuce dans toute sa longueur, du côté gauche, et, au moyen d'autres bandelettes de diachylon, il compléte la restauration de ces organes.

Le dessin nº 1 représente la plaie des bourses et du pénis telle qu'elle était lors de la chute des parties frappées de gangrène.

Le nº 2 représente ces parties après la cicatrisation.

La large perte de substance de l'urètre d'où s'échappait l'urine qui entretenait les trois fistules indiquées par le dessin, s'étant beaucoup rétrécie, M. Guillon explora ce canal pour reconnaître les rétrécissements, causes de tous ces désordres. Ils étaient au nombre de quatre : un au méat urinaire ; le deuxième, à un pouce de profondeur, avait six lignes de long ; le troisième s'étendait de deux pouces et demi à trois pouces un quart ; le quatrième commençait à trois pouces et demi et finissait à quatre pouces et demi. C'était derrière le premier obstacle, à partir de la vessie, que se trouvait la perforation de l'urètre ; elle avait six lignes de longueur et comprenait la paroi inférieure et le côté droit de ce conduit.

Les rétrécissements étant de nature fibreuse, M. Guillon pratiqua les incisions intra-urétrales, et comme, dans la suite du traitement, l'orifice interne des fistules ne se fermait

Sphacèle du Scrotum & d'une portion des tégumens de la verge.

Fig. 1

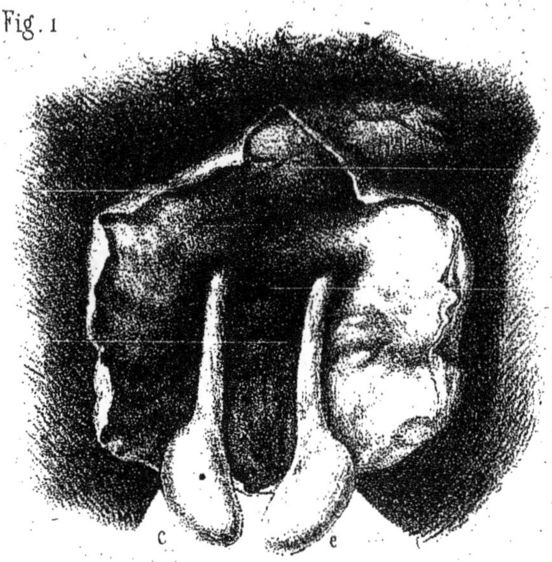

Scrotum Nouveau.

Fig. 2

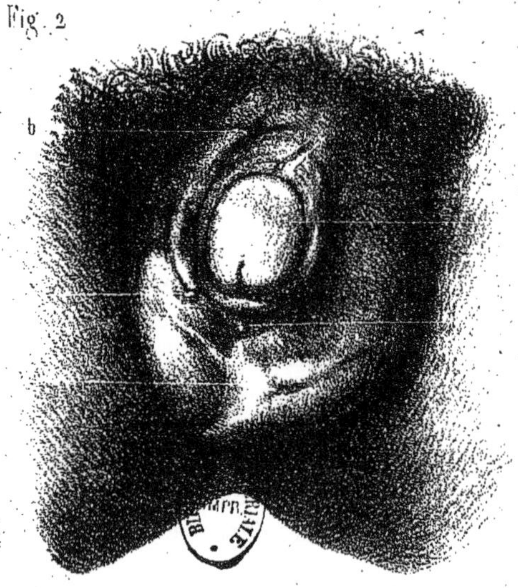

Fig. 1. A. Partie du corps caverneux droit à découvert
B. C. D. Ouvertures des trois fistules urinaires
E. E. Testicules suspendus par leur cordon au milieu de la plaie
Fig. 2. A. Gland à découvert, le prépuce ayant été divisé
B. C. D. Cicatrices des trois fistules.
E. Cicatrice, ou peau de nouvelle formation

qu'avec lenteur, ce qui tenait à l'étendue de la perte de substance de l'urètre, il cautérisa cet orifice avec le nitrate acide
de mercure, en se servant d'un porte-caustique particulier.
Enfin, après six mois et demi de séjour à Paris, M. Lemelle
est retourné chez lui, à Rouen, étant complétement guéri. Il
est mort dix ans après, presque octogénaire, sans avoir
éprouvé, depuis son opération, aucun ressentiment de son
ancienne affection des voies urinaires (1).

SEPTIÈME OBSERVATION.

M. Richard, marchand de vin, avait depuis trois jours une
rétention d'urine. Les tentatives faites pour faire pénétrer
des sondes et des bougies dans la vessie ayant été infruc-
tueuses, M. Guillon fut appelé le 5 août 1839. Dilatation à
l'aide de bougies en baleine. Exploration du canal. Un rétrécissement d'un pouce de longueur est reconnu à la fin de la portion spongieuse. — Incisions intra-urétrales et dilatation consécutive qui font promptement disparaître ce rétrécissement.
Ce fait a présenté cette particularité digne de remarque,

(1) J'ai présenté à l'Académie des sciences et à l'Académie de médecine, MM. Moret, Desroches et Lemelle.

A l'Académie des sciences, leur guérison complète a été constatée par
MM. Breschet, Duméril, Larrey et Roux. — La présentation de M. Lemelle à ce corps savant produisit une certaine sensation. Dès que l'illustre secrétaire perpétuel, M. Arago, eut fait l'énumération des différents
états maladifs qui s'étaient développés chez ce sujet, un académicien,
M. B....., frappé de leur gravité et de leur nombre, fit observer qu'il
n'était pas nécessaire de faire passer un extrait mortuaire par l'Académie
pour constater que le malade était bien réellement mort. — « Permettez,
» répondit M. Arago (en montrant M. Lemelle que j'avais placé assez près
» de lui), il ne s'agit pas d'un mort, mais d'un vivant que voilà. »

A cette époque, les sujets qu'on présentait à l'Académie étaient admis
dans la salle des séances.

Le traitement de M. Desroches a été suivi par M. le docteur Dubreuil,
qui m'avait fait appeler par ce malade, et par MM. Em. Rousseau et
Serrurier, désignés à cet effet par la Société de médecine pratique.

Ce sont MM. Moret, Desroches et Lemelle, que M. Civiale a voulu
désigner lorsque, dans le mémoire qu'il a publié quelques jours après
m'avoir été donné pour juge en 1844, il a dit « que les faits présentés
» par moi aux académies n'ont aucune valeur réelle. »

La lecture des trois observations précédentes a dû faire apprécier la
valeur des affirmations de M. Civiale.

GUILLON.

c'est que la vessie avait été tellement distendue, qu'une certaine quantité d'urine s'était infiltrée dans le tissu cellulaire du bassin, et qu'un abcès s'en est suivi, lequel s'est ouvert spontanément dans la vessie. En effet, pendant un mois, les urines étaient mélangées de beaucoup de pus, dont la quantité a ensuite diminué d'une manière progressive jusqu'à la guérison, qui était complète au bout de quatre mois. Le malade, qui se porte parfaitement depuis dix ans et qui urine facilement et à plein canal, n'avait jamais éprouvé, pendant la pyurie dont il vient d'être parlé, qu'une douleur profonde, de la gêne dans la région du sacrum, ce qui a dû éloigner toute idée que le pus provînt des reins.

HUITIÈME OBSERVATION.

M. St***, Hollandais, âgé de trente-quatre ans, était affecté depuis dix ans de deux rétrécissements urétraux fibreux, qui avaient été jugés incurables par les célébrités chirurgicales de son pays. Il vint à Paris en septembre 1846, pour y recevoir les soins de M. Guillon. Les coarctations étaient si prononcées qu'une bougie en baleine des plus minces ne put être introduite dans la vessie qu'avec une très grande difficulté, ce que votre rapporteur peut attester, car il était présent au moment de l'opération. Ce malade n'urinait que goutte à goutte, et le sperme, pendant l'éjaculation, pénétrait dans la vessie, d'où il était plus tard entraîné avec les urines. Dans l'espace de six semaines, il a été complétement rétabli par le moyen des incisions intra-urétrales, exécutées à 5 pouces 1/2 de profondeur.

Ce malade, qui éprouvait un grand chagrin de ne pas avoir d'enfants, bien qu'il fût marié depuis huit ans à une femme parfaitement constituée, et qui en désirait autant que lui, était devenu père dix mois après son retour à La Haye. Depuis cette époque, il a continué à uriner à plein canal, et il a eu un second enfant.

Votre rapporteur connaît plusieurs autres exemples d'impuissance promptement guéris par la méthode opératoire de M. Guillon, et par le seul fait de la destruction des obstacles matériels que des strictures opposaient à l'émission normale du fluide spermatique.

NEUVIÈME OBSERVATION.

Rétrécissements urétraux traités pendant vingt ans, et sans succès, par l'emploi des bougies de cire molle, celles en cordes de boyaux, par des cathéters de Mayor, etc., etc. — Affections consécutives dues en partie à la maladie de l'urètre, et en partie au traitement employé pour la combattre.—Guérison prompte des rétrécissements au moyen des incisions intra-urétrales de M. le docteur Guillon, chirurgien consultant du roi, etc. — (Observation rédigée par le malade lui-même.)

« Après trois blennorrhagies, dont la dernière a duré quinze mois, et a laissé après elle un suintement visqueux, je me suis aperçu, vers l'année 1823, que le jet d'urine commençait à devenir plus mince, tordu et quelquefois bifurqué ; l'émission était difficile et la vessie ne se vidait pas complétement. De là résultaient des envies d'uriner fréquentes et des sensations douloureuses au-dessus du pubis. Les urines étaient tantôt claires, tantôt troubles, et donnaient un dépôt glaireux. Les choses allaient en empirant jusqu'à 1829, époque à laquelle j'ai entrepris un premier traitement du rétrécissement de l'urètre, ce dernier ne laissant passer qu'une bougie d'une ligne de diamètre. J'eus recours à l'application des cordes à boyaux et des bougies élastiques (1) ; au bout de deux mois de traitement j'urinais librement, mais le calibre du jet de l'urine n'avait pas atteint l'ampleur naturelle, et trois mois plus tard la même difficulté d'uriner se fit sentir de nouveau. Peu à peu je me suis habitué cependant à cet état de choses. Connaissant, par les travaux qui existaient alors sur les maladies des voies urinaires, l'incertitude des moyens employés contre l'affection dont je souffrais, je me suis résigné à supporter ma maladie qui, selon les recherches scientifiques du célèbre Sœmmerring, était mise au nombre de celles qui, dans l'âge avancé, deviennent incurables et mortelles : avenir bien triste, mais inévitable. Je me contentais de re-

---

(1) Le plus grand élargissement, auquel je suis parvenu successivement, était le résultat de l'introduction des bougies élastiques de deux lignes un quart de diamètre, introduction qui a été continuée tous les deux jours pendant trois mois.

courir de temps à autre à l'introduction, soit des bougies de
cire molle, soit des sondes de Mayor, et de prévenir ainsi une
rétention d'urine, qui cependant n'a pas manqué de me sur-
prendre plusieurs fois dans le cours de ces vingt années de
mes souffrances. Le mal, persistant toujours, devait, vers le
commencement de l'année 1839, amener des suites bien plus
fâcheuses encore pour moi. Après une journée de fatigues et
un froid rigoureux, à la fin de janvier, je sentis une gêne
d'abord, et puis de la douleur au testicule gauche, s'irradiant
le long du cordon spermatique. Pour être bref, je dirai
qu'une orchite des plus violentes s'était développée au bout
de deux jours, laquelle a nécessité l'emploi de l'appareil anti-
phlogistique dans toute son extension. Après trois semaines
de traitement, je fus quitte pour cette fois de cette nouvelle
maladie, mais pas pour longtemps. Trois mois plus tard je
devais avoir encore une rechute, et depuis, ces récidives me
sont devenues habituelles, de sorte que jusqu'à l'heure où
j'écris, j'en ai eu plus de trente. On conçoit bien que ces
attaques réitérées devaient à la longue produire une in-
fluence pernicieuse sur la structure organique des testicules.
En effet, les veines des deux épididymes sont devenues vari-
queuses, il y a une exsudation plastique qui les colle en un
paquet; il s'est formé un épanchement dans la tunique vaginale du testicule gauche d'abord, et ensuite dans celle du
droit; à tout cela venait se joindre une inflammation aiguë
intercurrente qu'un mouvement tant soit peu prolongé, le
moindre effort, un cahotement de voiture, une émotion
morale même, étaient suffisants pour provoquer. A chaque
nouvelle attaque je sentais l'émission de l'urine devenir plus
difficile; je devais uriner souvent, toutes les demi-heures,
quelquefois toutes les dix minutes même.

» En octobre 1843, j'ai eu une des plus violentes attaques
d'orchite sur le testicule droit, qui était le siége d'une hydro-
cèle depuis un an, de sorte que la vaginale était enflammée
en même temps; la pression exercée sur le testicule et le
cordon spermatique, à son passage à travers l'ouverture de
l'abdomen, provoquait et entretenait pendant huit jours des
souffrances cruelles et qui ne se sont calmées qu'après l'incision de la paroi antérieure de la tunique vaginale. La
suppuration une fois établie dans cette cavité, les symptômes

inflammatoires se sont dissipés au bout de quinze jours. Mais pendant que l'état du testicule droit s'améliorait, le testicule gauche commençait à devenir gros, sensible et douloureux. L'épanchement aqueux, qui existait ici avant celui du côté droit, et qui était résorbé pendant l'affection de ce dernier, a reparu de nouveau. J'ai dû garder le lit pendant dix semaines et subir un traitement qui a notablement épuisé mes forces. Telle était ma position lorsque je me suis décidé à abandonner mes occupations et à venir faire un traitement dans les pays étrangers.

» Jusqu'à cette époque, j'ai mis en usage tous les remèdes qui m'étaient conseillés par mes confrères ; les mercuriaux, tant intérieurement qu'en frictions, les préparations iodurées, les cataplasmes émollients et narcotiques, les bains, la décoction de salsepareille et de Zittmann, avec ou sans mercure, et en dernier lieu le traitement à l'eau froide, d'après la méthode de Priesnitz.

» De tous ces moyens, c'est l'eau froide qui m'a fait le plus de bien, en ce que ma constitution, jadis forte et vigoureuse, maintenant devenue chétive, a été pour ainsi dire refaite ; je me sentais plus de force, plus de vie ; les attaques inflammatoires des testicules, dans le courant de cinq mois, n'ont eu lieu que deux fois ; elles étaient beaucoup plus faibles, ne duraient tout au plus que trois ou quatre jours, et cédaient à l'application des fomentations froides et à la transpiration dans une couverture de laine, moyen auquel j'ai recours même jusqu'à présent toutes les fois que je sens une sensibilité se développer dans ces organes. Néanmoins je me trouvais dans le même état pathologique, c'est-à-dire toujours sujet à des rechutes de cette orchite intercurrente, dont le point de départ était une irritation continuelle de l'urètre entretenue par la présence, tant du rétrécissement même, que par le passage de l'urine à travers ce canal rétréci. Convaincu de la réalité de ce fait, tant par ma propre expérience que par les avis de mes confrères, et de la nécessité de détruire ces obstacles pour parvenir à la guérison des suites secondaires du rétrécissement, j'ai essayé cependant, mais en vain, comme je l'ai remarqué plus haut, l'usage des moyens dilatants ; mais le séjour tant soit peu prolongé des bougies dans l'urètre devint encore une fois la cause d'une irritation des testicules. Je n'ai pas employé la cautérisation, m'étant convaincu de son peu d'efficacité et des dangers qui résultaient de ce moyen, sur des malades que j'avais traités d'après la méthode de Ducamp.

» Je me suis décidé à aller chercher mon salut au foyer des lumières médicales, à Paris. Un de mes anciens maîtres en chirurgie, M. Lisfranc, auquel je me suis adressé, et qui m'a toujours conservé son affectueuse amitié, a bien voulu prendre un vif intérêt à ma position. Après avoir pris connaissance du récit que je viens de faire plus haut, il m'a conseillé de m'adresser à M. le docteur Guillon, dont la méthode de traitement des rétrécissements urétraux était, d'après son avis, la plus rationnelle, et comptait le plus de succès parmi toutes celles employées jusqu'alors.

» A la consultation de MM. Lisfranc et Guillon, qui a eu lieu le 14 mars dernier, une bougie en cire molle d'une ligne de diamètre n'a pu être introduite dans le rétrécissement, et la pointe a rapporté deux empreintes circulaires très prononcées. Pour pouvoir explorer exactement la longueur et la nature de la stricture, il fallut la dilater pendant plusieurs jours par des bougies successivement plus volumineuses. Le 24 mars, M. Guillon, à la première exploration, a reconnu trois rétrécissements fibreux qui s'étaient réunis pour n'en former qu'un à la distance de l'ouverture de l'urètre de 11 centimètres, et s'étendant jusqu'à 16 centimètres, par conséquent de la longueur de 5 centimètres. Il y pratiqua des incisions longitudinales à l'aide de son instrument. Cette petite opération, peu douloureuse, suivie d'un léger écoulement sanguin, a fait disparaître presque instantanément une sensibilité dont j'étais affecté alors au testicule droit. Deux jours plus tard, je pouvais déjà introduire une bougie élastique de 3 lignes de diamètre ; je continuai de le faire jusqu'au 11 avril. Une nouvelle exploration de ce jour a constaté que les coarctations étaient diminuées en longueur et en épaisseur presque de la moitié ; nouvelle incision du rétrécissement et du verumontanum, qui était sensible, et dont l'attouchement était douloureux ; introduction d'une bougie de 3 lignes et demie de diamètre. Le 3 mai, il ne reste du rétrécissement que la partie la plus profondément située vers la partie membraneuse de l'urètre, de l'étendue d'un centimètre, et en haut seulement, le reste de la muqueuse dans tout son trajet est libre, ce que je sens à l'introduction de l'explorateur. Pour passer une bougie plus volumineuse d'un centimètre de diamètre, il a fallu inciser une coarctation qui, outre celle dont j'ai fait mention, existait aux deux orifices de la fosse naviculaire. C'est ce que fit M. Guillon, et, grâce à ce débridement, je fus en état le lendemain d'introduire une bougie d'un centimètre de diamètre ; je continue de m'en servir, d'après l'avis de mon médecin, tous les deux jours. J'urine maintenant d'un jet gros, et par conséquent sans aucune gêne ; je n'éprouve aucune irritation ni aucune des douleurs que j'avais avant ce traitement à l'urètre ; je ne lâche mon urine que trois ou quatre fois par jour, et ne suis pas obligé d'uriner la nuit. En général, je me sens un bien-être qui m'était inconnu depuis bien des années, et tout me fait croire que, l'urètre revenu une fois à l'état normal, l'affection secondaire des testicules peut être attaquée par des moyens appropriés avec plus de chance de succès qu'elle ne l'a été jusqu'à présent.

» Je crois de mon devoir, dans l'intérêt de l'humanité et de la science, de constater ce fait qui m'est relatif dans tous ses détails, comme je viens de le faire, et d'autoriser M. le docteur Guillon d'en faire l'usage qu'il jugera convenable pour répandre autant que possible une méthode aussi certainement bonne et utile.

» Docteur ***,

» Professeur et doyen de la Faculté de médecine de ***.

» Paris, 12 mai 1845.

» *P. S.* En cas que M. Guillon juge nécessaire de publier cette observation, je le prie d'avoir égard à ma position sociale et de ne désigner ni mon nom ni le lieu de mon séjour.

» *Remarque.* D'après le désir exprimé par les membres de la commission d'Argenteuil, qui m'ont fait l'honneur de venir me voir, MM. Amussat, Civiale, Jobert, Lagneau, Ségalas et Villeneuve, président, j'ai rédigé cette observation, et j'ai prié M. Lisfranc de constater l'état dans lequel je me trouve actuellement.

» Le 11 mai, mon célèbre maître a reconnu que les rétrécissements ont complétement disparu, qu'une bougie en argent de 4 lignes (9 millimètres) de diamètre traverse avec une très grande facilité les parties du canal qui étaient rétrécies, qu'elle n'y éprouve pas la moindre constriction, et qu'on la retire de l'urètre tout aussi facilement.

» Aujourd'hui, 12 mai, M. Bérard, secrétaire de la commission d'Argenteuil, a constaté que mon urètre est complétement libre, et qu'une bougie élastique d'un centimètre de diamètre pénètre très facilement. Comme elle n'était nullement serrée, il l'a retirée avec une grande facilité.

» Docteur ***.

» D'après le désir qu'en ont manifesté MM. les membres de la commission de l'Académie royale de médecine, je certifie qu'avant le traitement mis en usage par M. Guillon, j'ai examiné l'urètre de M. *** avec beaucoup d'attention, et que j'ai constaté tous les faits avancés dans l'observation qu'on vient de lire. J'affirme encore que j'ai vu notre savant confrère après sa guérison, et que je me suis assuré qu'elle est complète.

» LISFRANC.

» Paris, le 16 mai 1845. »

Une lettre jointe à cette observation prouve que deux ans après, M. *** jouissait toujours d'une santé parfaite. — M. Guillon n'a pas reçu de ses nouvelles depuis cette époque.

DIXIÈME OBSERVATION.

Double rétrécissement de l'urètre ; l'un, d'une dureté cartilagineuse, dont l'existence et la complète guérison ont été constatées par plusieurs membres de l'Académie de médecine. — Guérison obtenue par M. le docteur Guillon, au moyen de la méthode qui lui est propre (1).

« A la suite de deux blennorrhagies qu'il avait eues en 1836 et 1841, un artisan, habitant une ville de la Vendée, âgé

(1) Cette méthode consiste en des incisions intra-urétrales qu'on pratique sur les points rétrécis de l'urètre, et qui sont plus ou moins nombreuses, et plus ou moins profondes suivant l'indication, incisions qu'on fait précéder et suivre de dilatations convenables.

de trente-cinq ans, nommé Liot, éprouva plusieurs fois des rétentions d'urine. La dernière fut tellement grave, qu'il se décida à venir à Paris réclamer les secours de l'art, et il entra à l'hôpital de la Charité le 1er septembre 1846.

» Liot portait alors deux rétrécissements fibreux urétraux : l'un, de l'espèce la plus ordinaire, était situé dans la portion membraneuse ; l'autre rétrécissement occupait la partie moyenne de la portion spongieuse de l'urètre, et la substance de ce canal avait acquis une si grande dureté à l'endroit rétréci, qu'à n'en juger que par l'apparence, on aurait pu le croire de nature cartilagineuse. Telle fut, en effet, l'opinion que s'en forma M. . . . . . Ce point rétréci de l'urètre présentait d'ailleurs extérieurement une saillie circulaire facilement appréciable, non seulement au toucher, mais à la vue.

» M. . . . . . ., qui traita ce malade, s'appliqua d'abord à faire pénétrer dans la coarctation urétrale des bougies élastiques et des bougies en métal. Mais, n'ayant pu y réussir, il essaya, à deux reprises, de franchir l'obstacle avec des sondes à dard. Ces tentatives échouèrent également.

» Ce fut alors qu'en désespoir de cause, ce savant chirurgien proposa à Liot de pratiquer l'opération de la boutonnière, c'est-à-dire d'inciser l'urètre avec un bistouri, et d'enlever une portion de l'anneau saillant qui s'opposait à la sortie de l'urine. Effrayé de ce nouveau projet, le malade y refusa son consentement ; de sorte qu'après avoir séjourné à l'hôpital de la Charité pendant quatorze jours, il se confia librement aux soins du docteur Guillon, mais au su et avec l'assentiment de M. . . . . . Afin de l'observer de plus près, M. Guillon reçut Liot dans sa maison.

» Ce médecin employa dès le premier jour sa méthode de dilatation rapide de l'urètre au moyen de bougies en baleine ayant des renflements successifs et une extrémité filiforme, bougies très simples que lui-même prend soin de confectionner. Aussitôt qu'il eut obtenu un premier élargissement et un passage suffisant, il explora le canal dans lequel il constata les deux rétrécissements déjà mentionnés, et il en fit le dessin figuratif.

» Liot avait quitté l'hôpital le 14 septembre, et le 2 octobre suivant M. Guillon invita plusieurs membres de l'Académie royale de médecine à vouloir bien se réunir chez lui, afin d'assister à l'application de son traitement curatif du rétrécissement fibreux de l'urètre, alors que ce rétrécissement est parvenu à un degré extrême ; afin surtout d'apprécier les premiers résultats de ce traitement et d'en suivre ultérieurement les progrès. En conséquence, et ainsi que l'avait désiré ce médecin, MM. Bourdon, Castel, Lagneau, Moreau, Nacquart, Renauldin et Roche assistèrent à son opération, encore trop peu connue de ceux qui pourraient la pratiquer, et dans l'intention de lui rendre justice. MM. Cornac, Gérardin, Patissier, Rochoux, Roux et Velpeau devaient aussi assister à cette opération; ils y étaient convoqués. Il est regrettable que leurs occupations ne leur aient pas permis de se réunir, chez M. Guillon, à messieurs leurs collègues.

» Après avoir donné à ces messieurs les détails relatifs au malade Liot, qui était présent, et leur avoir montré ses instruments, ainsi que le dessin représentant le double rétrécissement urétral, M. Guillon introduisit dans l'urètre une bougie d'une ligne un quart de diamètre, et fit constater par les assistants : 1° qu'un anneau volumineux, formé par le premier rétrécissement fibreux, était situé vers le milieu de la portion spongieuse de l'urètre ; 2° que la bougie était tellement serrée dans sa coarctation, qu'il y avait impossibilité de la faire pénétrer plus avant ; 3° qu'on éprouvait pour retirer ce corps dilatant la même difficulté qu'on avait eue à l'introduire.

» Enfin, après avoir retiré cette bougie, M. Guillon fit pénétrer dans le canal, au centre de la coarctation même, un urétrotome de son invention. C'est une espèce d'algalie d'argent, droite, vers l'extrémité de laquelle on fait sortir deux ou trois petites lames qui ont pour régulateur un curseur apparent n'obéissant qu'à la volonté du chirurgien. Cet instrument servit à inciser, d'arrière en avant et de dedans en dehors, aux points opposés de son pourtour, le tissu induré qui formait ce rétrécissement.

» L'opération étant ainsi terminée, M. Guillon introduisit dans l'urètre une bougie de trois lignes un quart, et cette introduction se fit avec une telle facilité, que les assistants en témoignèrent leur étonnement.

» Le 13 octobre, c'est-à-dire onze jours après l'opération, M. Guillon conduisit le malade à l'Académie, où il fut soumis à l'examen de MM. Castel, Lagneau, Mêlier, Moreau, Roche, qui constatèrent que la proéminence du point rétréci avait beaucoup diminué, bien qu'il restât encore sur le côté gauche de l'urètre une légère saillie, une sorte de monticule manifeste à la vue et surtout au toucher. Ce dernier vestige du mal devait sa persistance à ce que ce point de la coarctation n'avait pas été aussi profondément divisé que les autres parties.

» Le 8 décembre, M. Guillon présenta de nouveau Liot à l'Académie, et il fut constaté : 1° qu'il ne restait plus de trace des rétrécissements dont il était affecté quand il se confia aux soins de M. Guillon ; 2° que l'anneau d'une dureté cartilagineuse, celui qui occupait la partie moyenne de la portion spongieuse de l'urètre, avait complétement disparu ; 3° que des bougies de trois lignes et demie et de trois lignes trois quarts de diamètre pénétraient dans l'urètre et jusque dans la vessie, avec une très grande facilité. MM. Baffos, Bourdon, Capuron, Castel, Lagneau, Moreau, Nacquart, Renauldin et Roche ont vérifié les faits.

» Complétement guéri par le procédé opératoire de M. Guillon, le sieur Liot a quitté Paris le 12 décembre 1846 pour retourner dans son pays, d'où il a déjà donné des nouvelles qui font présager la solidité de sa guérison.

» Paris, le 13 janvier 1847.

» Ont signé le présent compte rendu six des membres de l'Académie qui s'y trouvent nominativement désignés comme ayant assisté à l'opération du 2 novembre 1846.

Signé : BOURDON, ROCHE, RENAULDIN,
LAGNEAU, CASTEL, MOREAU.

» Une lettre que Liot a écrite le 30 septembre 1849 et qui est jointe à cet exposé, prouve que la guérison de cet homme est complète. « Il introduit, dit-il, et avec la plus grande facilité, des bougies aussi volumineuses que celles dont il se servait avant de quitter Paris, » c'est-à-dire d'environ un centimètre de diamètre. »

Avant de terminer, nous croyons devoir, messieurs, vous exposer en peu de mots les motifs qui nous ont déterminés à faire figurer dans ce rapport quelques cas de guérisons obtenues par M. Guillon, antérieurement à la nomination de la commission de 1839.

Le premier est que la commission elle-même avait invité ce chirurgien à lui présenter même les faits remontant à des époques éloignées, en y joignant, autant que possible, les pièces à l'appui.

Le second est que ces faits se rapportent à la question de priorité que votre commission ne pouvait se dispenser d'examiner, en même temps qu'ils avaient encore pour objet de contribuer à édifier l'Académie sur la question des récidives, si importante lorsqu'il s'agit de porter un jugement sur un nouveau mode de traitement.

Nous espérons, messieurs, que les détails dans lesquels votre commission est entrée suffiront pour faire apprécier l'importance de la méthode que M. Guillon a introduite dans la pratique ; méthode qui a subi toutes les vicissitudes réservées aux innovations, même les plus utiles (****). Cependant, comme ils ne suffiront peut-être pas pour mettre à même les autres praticiens d'employer ce mode de traitement avec tous les avantages que nous avons vu son auteur en obtenir, nous croyons devoir exprimer ici le désir que notre confrère publie prochainement l'ouvrage qu'il prépare depuis long-temps sur cet intéressant sujet, et qui offrira les résultats d'une expérience de plus de vingt années, d'une pratique tout à la fois heureuse et consciencieuse ; *heureuse, car il n'est pas arrivé à notre connaissance que ce praticien ait perdu un seul malade des suites de ses incisions intra-urétrales ; ce que nous sommes loin de pouvoir dire de plusieurs autres méthodes.....*

Un de nos savants compatriotes a reçu naguère de la plupart des académies d'Europe et de l'Institut de France, ainsi que de plusieurs souverains étrangers, des félicitations et toutes sortes de témoignages de satisfaction, pour avoir découvert une étoile qui, jusqu'à ces derniers temps, était restée inaperçue. Nous aussi, nous avons pris part à la satisfaction, je dirai presque à l'admiration générale ; *mais si, comme l'a dit un des plus grands génies dont s'honore la France*

(Voltaire), la découverte d'une plante utile à l'humanité est beaucoup plus importante que la découverte d'un astre nouveau, M. Guillon, auteur d'une méthode nouvelle au moyen de laquelle *on guérit aujourd'hui complétement et radicalement une maladie aussi grave qu'elle est fréquente, et qui, avant lui, était tout à fait incurable,* doit être encouragé à persévérer dans ses travaux.

Nous concluons, en conséquence, à ce que l'Académie adresse des remercîments à M. le docteur Guillon, pour le progrès qu'il tend, avec tant de zèle, à faire faire à la thérapeutique chirurgicale, en ajoutant aux moyens déjà en usage sa manière de guérir *les rétrécissements urétraux de nature fibreuse.*

Nous croyons aussi, messieurs, devoir vous proposer, aujourd'hui qu'une Commission nouvelle est saisie de l'appréciation des travaux qui vous ont été adressés pour le concours au prix du marquis d'Argenteuil, de lui renvoyer ce rapport, comme un document ayant directement trait à l'importante question qu'elle est appelée à juger. (*Adopté.*)

Je dois le rappeler de nouveau, ce rapport n'a été inséré dans le journal officiel de l'Académie de médecine que six mois après son adoption, par suite de la décision spéciale qui fut prise à cet effet, et cette décision doit être considérée comme une nouvelle sanction donnée par l'Académie elle-même à l'œuvre de sa Commission.

Pour éviter toute équivoque sur la portée du mot *adopté,* imprimé en lettres italiques à la page 628 de ce journal, je crois devoir emprunter ce qui suit au compte rendu de la séance dans laquelle la double adoption *de ce rapport et des conclusions* a été prononcée. C'est le moyen d'éclairer la religion de MM. les académiciens qui conserveraient encore des doutes au sujet de cette double adoption, et de réduire au silence les rivaux qui ne veulent pas qu'on décerne de prix à ceux qui leur font concurrence, parce que chez eux l'intérêt personnel l'emporte trop souvent sur l'intérêt de la science et de l'humanité.

Nous reproduisons ce qu'on lit dans le *Bulletin de l'Académie de médecine,* t. XV, p. 11 :

« *Rapport de M.* LAGNEAU, *au nom d'une Commission composée de MM. Roux, Cullerier, Sanson, Velpeau et lui, sur la méthode de traitement proposée par M. le docteur* GUILLON, *pour la guérison des rétrécissements fibreux de l'urètre.*

« M. Lagneau explique les diverses causes du retard éprouvé par ce rapport sur cette méthode, qui a été soumise à l'Académie en 1839. Il rend compte des heureux résultats constatés par la Commission, des procédés opératoires appliqués par M. le docteur Guillon aux rétrécissements calleux de l'urètre regardés jusqu'ici comme incurables.

« Le rapporteur conclut à ce que des remercîments soient adressés à l'auteur, POUR LES PROGRÈS QU'IL A FAIT FAIRE A CE POINT DE PRATIQUE, et à ce que son rapport soit envoyé comme document à la Commission du prix d'Argenteuil.

« MM. CASTEL et MOREAU demandent la publication du mémoire original de M. Guillon.

« M. le président répond que cette proposition doit être ajournée à l'époque du rapport de la Commission d'Argenteuil... Après quoi CE RAPPORT ET LES CONCLUSIONS *sont mis aux voix et adoptés.* »

OBSERVATIONS.

Ce rapport, adopté à l'unanimité par l'Académie de médecine, démontre clairement : 1° que, bien longtemps avant MM. Heurteloup et Maisonneuve, *j'obtenais l'élargissement immédiat, instantané* des rétrécissements urétraux dont ils ont fait tant de bruit, en annonçant, *contrairement à la vérité,* que cet élargissement amenait *la guérison immédiate, sans recourir à l'emploi des bougies.*

2° Que ces deux confrères ne sont pas fondés à se poser en inventeurs du traitement qui procure l'élargissement *immédiat, instantané* de ces rétrécissements, — puisque je l'emploie depuis trente ans.

QUATRIÈME DOCUMENT.

Double décision académique.—*Une prévarication manifeste.*

Je dois le faire remarquer ici, le rapport qui précède n'a
été fait que parce que je l'ai réclamé avec insistance, lorsque
je me fus retiré du concours, ne pouvant accepter pour juge
M. Civiale, qui, six jours après avoir été investi de cette
fonction, et comme prélude d'impartialité, rejetait complétement cette stricturotomie à laquelle il voudrait aujourd'hui
attacher définitivement son nom, à la faveur de sa fondation
philanthropique.

Si ce rapport n'avait pas vu le jour, on doit le reconnaître,
il me serait bien difficile de sauvegarder ce progrès chirurgical de la convoitise du philanthrope et oublieux emprunteur, M. Civiale. Je dis oublieux, parce qu'il ne se souvient
plus de ces lignes que je reproduis pour la seconde fois, et
qu'on trouve à la page lx de son livre *de la Lithotritie,*
publié en 1827 : « Il est malheureusement trop vrai que
« l'on commence toujours par repousser les découvertes nou-
« velles et qu'on cherche ensuite à en dépouiller les auteurs; »
— et parce qu'il a également oublié cet autre passage de
l'avant-propos de son *Parallèle,* publié en 1836, *sur les divers moyens de traiter les calculeux.* On y lit ce qui suit, aux
pages 15 et 16 : « Je sais combien est épineuse la position
« où se place un auteur qui heurte les idées accréditées.
« Aussi ce qu'on a fait, et tout ce qu'on pourra tenter en-
« core, n'excite point ma surprise. Manquera-t-il jamais de
« gens pour qui la prospérité d'autrui devient un tourment?
« Comme l'a dit Percy, il n'est pas de profession où la ja-
« lousie soit plus active et plus infatigable qu'en chirurgie,
« où elle se montre plus attentive et plus industrieuse à obs-
« curcir la réputation. »

Si M. Civiale s'était rappelé ces passages que j'ai reproduits textuellement, il n'aurait pas osé déprécier de consciencieux travaux qu'il adopte maintenant ; — M. Orfila,
trompé par lui, n'aurait pas cherché à diminuer la valeur
scientifique du rapport de M. Lagneau, lorsque ce document n'avait été contesté par aucun de ses collègues, ni par

lui-même, M. Civiale, quand ce rapport a été soumis à l'approbation de l'Académie, et quand ce corps savant lui a donné une nouvelle sanction, en ordonnant qu'il fût consigné au *Bulletin académique.* — Enfin, je ne serais pas obligé de signaler aujourd'hui des faits déplorables, dont la responsabilité me paraît devoir incomber à M. Civiale, faits qui ont inspiré à M. le docteur Joulin le feuilleton que j'ai emprunté au *Moniteur des Hôpitaux* du 28 décembre 1858, — et à M. le docteur Roubaud les réflexions consignées dans *la France médicale,* numéros des 13 février 1858 et 19 mars 1859.

Par respect pour la mémoire de M. Orfila, dont je m'honore d'avoir été l'élève, je ne rappellerai point ici ses attaques injustes contre ce rapport; il en a éprouvé un trop vif chagrin, lorsque les reproches qu'il s'était attirés lui eurent démontré qu'on avait trompé sa religion.

Je me bornerai à appeler l'attention sur les faits suivants :

I. — Lorsque M. Lagneau eut achevé la lecture de son rapport, M. Velpeau, qui était alors président, annonça qu'il allait mettre aux voix les conclusions de ce rapport. Plusieurs membres demandèrent à la fois qu'on mît aux voix le *rapport* et les *conclusions :* ce que fit M. le président, et la double adoption eut lieu *sans la moindre objection.* Mais, quoique cette adoption n'eût pas été contestée, certains intéressés espéraient qu'elle ne serait pas consignée dans le *Bulletin académique,* ne pouvant consentir, eux, à ce que ce travail devînt par cette double sanction œuvre de l'Académie elle-même.

II. — Ce rapport, devant être renvoyé comme document à la Commission du prix d'Argenteuil, ne fut point, contre les usages, inséré dans le *Bulletin.* MM. les secrétaires n'y consignèrent que les deux observations capitales, la neuvième et la dixième, et l'épreuve fut envoyée à M. Lagneau.

Or, sur cette épreuve, ce mot *le rapport* avait été rayé. — Il ne restait que ceux-ci : *Les conclusions sont mises aux voix et adoptées.*

M. Lagneau rétablit sur l'épreuve le mot *le rapport,* et déjoua ainsi une manœuvre qui avait pour but de diminuer la portée scientifique de son très-remarquable et conscien-

cieux travail. Evidemment, ce ne pouvait être M. le secrétaire qui avait rayé ce mot : *le rapport*, placé sur le manuscrit qu'il avait envoyé à l'imprimerie, et qui n'y aurait pas
été mis s'il n'avait pas voulu qu'il s'y trouvât.

Par qui ce mot si essentiel avait-il donc été rayé ?

III. — Cette grave question aurait pu être résolue ou au
moins élucidée, si elle avait été soulevée, lorsque, six mois
après, dans la séance du 16 avril, sur la demande de M. Moreau, l'Académie ordonna « que ce rapport serait *reproduit*
« *dans le Bulletin tel qu'il était sorti des mains* de la Com-
« mission. »

Malheureusement, l'honorable académicien ne connaissait pas ce fait, et M. Lagneau n'était pas, je crois, à la
séance ce jour-là...

IV. — Voici un autre fait qui n'est pas sans gravité et qui
a eu pour résultat *de retarder* la vulgarisation de la bienfaisante stricturotomie.

D'après l'invitation qui m'en avait été faite, j'avais donné,
pour qu'on les fît imprimer textuellement sur les manuscrits
originaux, la neuvième observation, rédigée et écrite par le
malade lui-même, doyen et professeur de la Faculté de médecine de l'une des plus grandes capitales de l'Europe, ainsi
que le *procès-verbal rédigé par deux des six académiciens*
devant lesquels j'ai opéré Liot, qui est le sujet de la dixième
observation.

Lorsque ces deux observations furent publiées dans le
Bulletin de l'Académie de médecine, je réclamai ces deux
pièces pour les joindre à un travail que j'avais l'intention
d'adresser à une académie d'Angleterre. Malgré de nombreuses démarches pour qu'on me les rendît, elles n'ont pu
être *retrouvées*... Elles sont, peut-être, restées entre les
mains de celui qui avait voulu faire disparaître du journal
officiel de l'Académie la mention de l'adoption du *rapport*
de M. Lagneau.

V. — Evidemment, si la stricturotomie, expérimentée
pendant plus de dix ans sous les yeux d'une Commission
académique qui en a reconnu hautement et sans restriction
les avantages, avait reçu l'encouragement qu'on a donné au
malencontreux procédé Reybard, un certain nombre de
malades que ce procédé a conduits au tombeau vivraient

encore. En outre, quelques confrères qui ont trop légèrement adopté le procédé du chirurgien lyonnais pour le rejeter ensuite, auraient plus tôt pratiqué la stricturotomie, si bien décrite dans le rapport de M. Lagneau.

Enfin, de nouveaux résultats déplorables n'auraient pas donné raison à M. Bégin, qui s'est opposé autant qu'il l'a pu à ce que l'on encourageât par un prix la manière de faire de M. Reybard, deux malades opérés sous les yeux de la Commission dont il était rapporteur ayant succombé dans les vingt-quatre heures qui suivirent l'opération.

VI. — Je le demande aux académiciens impartiaux, l'Académie de médecine peut-elle tolérer la spoliation commise à mon préjudice par M. Civiale, depuis que ses faiseurs de livres qui étaient avec lui au nombre des membres de la première Commission d'Argenteuil ont pu examiner les travaux que j'avais adressés au concours?

L'illustre compagnie, une réunion d'hommes aussi honorables, doit-elle permettre que les concurrents soient frustrés ainsi des perfectionnements, des découvertes auxquels ils croyaient pouvoir attacher leur nom?

Lorsque la Société de chirurgie, après s'être constituée en tribunal d'honneur, a fait justice de l'un de ses membres qui s'était approprié les travaux d'un autre confrère, l'Académie impériale de médecine doit-elle souffrir que M. Civiale s'approprie mes travaux qu'il a eu à examiner en qualité de juge?

CINQUIÈME DOCUMENT.

Le moyen d'éviter la ponction de la vessie et l'urétrotomie périnéale non accepté par la Société de chirurgie.

Je reproduis ici la lettre que j'ai adressée à la Société de chirurgie, parce qu'elle démontre que j'ai fait tout ce qu'il était en mon pouvoir de faire pour mettre les honorables confrères qui composent cette Société à même de bien apprécier les avantages de la stricturotomie. Je désirais leur faire connaître mon procédé de dilatation des rétrécissements de l'urètre, à l'aide de bougies olivaires en baleine et en gomme élastique, procédé pour lequel l'Académie des sciences m'a décerné, le 2 février 1857, une récompense de 1,000 francs, et les déterminer à éviter ainsi ces graves et compromettantes opérations de la ponction de la vessie et de l'urétrotomie périnéale (la boutonnière).

J'espérais également leur démontrer que c'est à l'usage généralement adopté de mes sondes élastiques à bout olivaire qu'on doit de ne plus faire aujourd'hui ces fausses routes qu'on faisait si souvent autrefois en sondant les malades affectés d'une inflammation chronique de la prostate, l'olive qui termine l'extrémité conductrice empêchant cette extrémité de s'engager dans les lacunes de l'urètre.

Voici cette lettre :

« Paris, 18 juillet 1855.

« Monsieur le Président,

« La Société de chirurgie a acquis des titres à la reconnaissance des travailleurs en se constituant, comme elle l'a fait, tribunal d'honneur, et en empêchant l'*un des siens* de s'approprier la méthode de *stricturotomie* de dedans en dehors et d'arrière en avant, que j'emploie depuis 1827.

« L'intéressante discussion qu'a provoquée la prétention fort étrange de M. Maisonneuve, les discours qu'ont prononcés à cette occasion plusieurs de MM. vos collègues, et surtout celui de M. Vidal, rendront de véritables services aux praticiens, en dissipant certaines illusions qui les portaient à essayer l'emploi de la manière de faire tout à fait irrationnelle de M. Reybard. — Le prix d'Argenteuil ayant été décerné à ce chirurgien, qui a eu la déplorable idée de rendre plus profondes, *et par conséquent* DANGEREUSES, *mes bienfaisantes incisions intra-urétrales de dedans en dehors et d'arrière en avant,* et non à l'auteur du PERFECTIONNEMENT LE PLUS IMPORTANT APPORTÉ AUX MOYENS CURATIFS DES RÉTRÉCISSEMENTS DE L'URÈTRE, *comme l'a voulu le fondateur de ce prix,* la science et l'humanité avaient intérêt, et un très-grand intérêt, à ce que les différentes questions que votre savante Société a résolues fussent débattues, ainsi qu'elles l'ont été, par des hommes laborieux dont les travaux rappellent ceux de l'ancienne Académie de chirurgie, et qu'on fût fixé sur la valeur du procédé de notre confrère lyonnais.

« Le véritable auteur de la méthode des incisions intra-urétrales de dedans en dehors et d'arrière en avant, que M. Maisonneuve vous a présentée comme *sienne*, n'ayant pas été nommé, permettez-moi de vous prier de réparer cet oubli.

« Vous trouverez, monsieur le Président, dans le rapport que je joins à cette lettre, et surtout dans la note que j'ai placée au bas de la neuvième page de ce rapport, QUI A ÉTÉ ADOPTÉ A L'UNANIMITÉ *et sans la moindre objection par l'Académie de médecine, la preuve qu'*AVANT L'ANNÉE 1831 *je faisais dans les rétrécissements urétraux* DES INCISIONS DE DEDANS EN DEHORS, *et plus ou moins profondes, suivant l'indication, pour en obtenir la guérison complète* (1).

« En outre, j'aurai l'honneur de vous faire observer que mon *stricturotome*, dont Tanchou s'était emparé en 1835, et qu'il m'a restitué dès que je le lui eus réclamé, se trouve représenté dans le livre que ce confrère publia à cette époque ; et qu'il suffit de voir la figure de cet instrument pour être convaincu qu'avec lui on ne peut inciser les rétrécissements urétraux que de dedans en dehors et d'arrière en avant.

« Permettez-moi, monsieur le Président, d'appeler votre attention sur les passages ci-après, que renferme le rapport de la Commission qui a suivi mes expérimentations pendant dix années consécutives, rapport qui n'a été contesté par aucun académicien et par aucun compétiteur au prix d'Argenteuil.

« Il est dit, 1° à la page 9 : « que c'est M. Guillon qui *a* « *attaqué le premier de dedans en dehors et d'arrière en*

(1) Voici en quels termes le secrétaire de la Société de médecine pratique a rendu compte de la communication que je fis à cette Société, le 7 avril 1831 :

« Notre confrère, M. Guillon (dit M. Moret), *fait voir l'urétrotome* « dont il avait entretenu la Société dans une séance précédente. Cet « instrument, fort ingénieux, consiste en une sonde de laquelle sortent « plusieurs lames tranchantes, *au moyen desquelles on fait des* INCISIONS « *plus ou moins profondes dans l'urètre, suivant l'indication.* — Il y en « a de droites, de courbes et de flexibles. Les lames sont placées sur « un côté seulement, ou sur toute la circonférence de l'instrument.

« M. Guillon communiquera à la Société *un assez grand nombre d'ob-* « *servations* qu'il a recueillies sur l'heureux emploi de l'urétrotome. »

Puisque j'avais, en 1831, un assez grand nombre de faits concluants, je devais employer ce mode de traitement depuis plusieurs années.

« *avant, avec une grande précision, les rétrécissements situés*
« *profondément dans l'urètre ;* » 2° à la page 14 : « qu'il suffit
« ordinairement d'un petit nombre de séances, à quelques
« jours d'intervalle, pour obtenir la guérison. L'instrument,
« parfaitement conçu, agit avec une facilité et une précision
« vraiment remarquables. Les incisions sont toujours exécu-
« tées avec une grande promptitude, et, loin d'occasionner
« de vives douleurs aux malades qui les subissent, la plu-
« part ont de la peine à se persuader qu'ils soient déjà opé-
« rés ; » 3° à la page 15 : « Par cette méthode, on obtient, dès
« la première séance, l'élargissement de l'urètre affecté des
« rétrécissements les plus durs, et, par conséquent, les plus
« rebelles. *C'est un fait important et nouveau.* Ce résultat
« instantané laisse bien loin derrière lui tout ce qu'on a
« obtenu des autres modes de traitement employés jusqu'à
« ce jour. La méthode est aussi sûre qu'elle est prompte dans
« ses résultats ; » 4° à la page 16 : « Les guérisons obtenues
« ont été durables, et tout à fait radicales ; » 5° à la page 17 :
« Ce traitement a été employé sous les yeux de la Commis-
« sion pendant dix années ; *elle se déclare complétement édi-*
« *fiée sur les résultats.*

« Parmi les malades que nous avons observés, quelques-
« uns étaient affectés de rétrécissements *considérés comme*
« *infranchissables ;* d'autres étaient obligés, chaque fois
« qu'ils voulaient uriner, d'élargir préalablement le canal au
« moyen de corps dilatants ou bien de s'astreindre à porter
« nuit et jour des bougies ou des sondes dans l'urètre ; chez
« certains sujets, les coarctations avaient produit une incon-
« tinence d'urine habituelle ; chez plusieurs, l'urètre s'était
« rompu en arrière de l'obstacle qui s'opposait à l'émission
« de l'urine, d'où étaient résultées des fistules urinaires
« nombreuses, compliquées d'abcès à la prostate ; un entre
« autres, par suite d'infiltration urineuse brusque et abon-
« dante, avait eu le scrotum et la plus grande partie des
« téguments de la verge frappés de gangrène. Enfin, nous
« avons vu plusieurs malades chez lesquels les rétrécisse-
« ments entraînaient un état d'impuissance qui a cessé aussi-
« tôt que leur guérison a été obtenue. »

« Ce rapport renferme, de la page 18 à la page 36, dix observations pouvant servir de *types.* L'une d'elles a été rédi-

gée par le malade lui-même, professeur et doyen de la Faculté de médecine de l'une des plus grandes capitales de l'Europe. 6° A la page 36 : « Il n'est pas arrivé à la connaissance « de la Commission que M. Guillon ait perdu *un seul malade* « des suites de ses incisions intra-urétrales, ce qu'elle est « loin de pouvoir dire de plusieurs autres méthodes... »

« J'ajouterai que jusqu'à ce jour, et bien que j'aie pratiqué des incisions dans quelques centaines d'urètres, et que, par mes différentes espèces d'opérations intra-urétrales, je sois arrivé à un chiffre d'environ deux mille guérisons, je suis assez heureux pour n'avoir point encore à déplorer la perte d'un seul malade des suites de ces diverses opérations.

« Je suis entré dans tous ces détails, monsieur le Président, j'ai présenté cet extrait du rapport de M. Lagneau qui peut contribuer à vous édifier sur les avantages que j'ai obtenus sous les yeux de la Commission dont cet honorable académicien était rapporteur, parce que plusieurs de MM. vos collègues ont déclaré qu'il existe des rétrécissements fibreux, urétraux, *incurables,* et qu'il y en a *d'infranchissables,* nécessitant, soit la PONCTION DE LA VESSIE, soit l'URÉTROTOMIE PÉRINÉALE. — Or, comme je n'ai point encore trouvé de rétrécissements réellement incurables, ni de rétrécissements infranchissables, bien que j'aie vu un assez bon nombre de coarctations que des confrères fort habiles croyaient infranchissables, ayez la bonté de dire à MM. vos collègues qu'à mon retour de Vichy, vers la fin du mois prochain, *je serai à leur disposition pour leur démontrer :* 1° *qu'en agissant convenablement on peut toujours* GUÉRIR *les rétrécissements* FIBREUX ; 2° *qu'avec des bougies en baleine, bien dirigées, on franchit facilement les prétendus rétrécissements* INFRANCHISSABLES, et on élargit très-rapidement *les prétendus rétrécissements* NON DILATABLES ; 3° que *la ponction de la vessie* est pratiquée trop légèrement aujourd'hui ; 4° qu'un de nos habiles chirurgiens, M. Demarquay, l'a vue deux fois entraîner la mort des opérés ; 5° qu'elle *doit être abandonnée* de nouveau, ainsi que *cette* GRAVE URÉTROTOMIE PÉRINÉALE ; 6° enfin, que nos maîtres avaient eu raison de rejeter de la chirurgie française ces deux opérations compromettantes.

« Permettez-moi de le faire remarquer en terminant : puis-

que je n'ai perdu aucun malade des suites de mes différentes
espèces d'opérations intra-urétrales, la responsabilité de
MM. vos collègues à qui il conviendrait de me donner des
malades, que je traiterai gratuitement, ne peut être grave-
ment compromise. En outre, je serai très-heureux de pouvoir leur être agréable.

« Agréez, je vous prie, monsieur le Président, l'expression de mes sentiments les plus dévoués.

« GUILLON, D. M. P.,
Ex-chirurgien consultant du roi.

« Paris, 18 juillet 1855. »

Voici la réponse qui m'a été adressée au nom de la Société de chirurgie.

Société de Chirurgie de Paris.

« Le 27 juillet 1855.

« Monsieur et très-honoré confrère,

« J'ai l'honneur de vous informer que la Société de chirurgie, après avoir entendu dans la dernière séance, en comité
secret, la lecture de la lettre que vous lui aviez adressée, a
décidé qu'elle serait déposée aux archives avec le rapport
qui l'accompagnait.

« Agréez, je vous prie, monsieur et très-honoré confrère,
l'assurance de ma considération distinguée.

« *Signé :* MARJOLIN. »

Je ferai remarquer que cette lettre de M. le secrétaire de
la Société de chirurgie confirme complétement le titre de ce
document; et, quoi qu'il en soit, je proteste toujours énergiquement contre la réintégration de la ponction de la vessie
et de l'opération de la boutonnière dans notre chirurgie française, d'où les Desault, les Chopart, les Boyer, les Dubois,
les Dupuytren l'avaient bannie, et je proteste avec d'autant
plus de raison qu'on peut les éviter facilement.

Je pourrais placer ici plusieurs pièces constatant que j'ai
évité la ponction de la vessie et l'opération de la boutonnière
à plusieurs malades auxquels des confrères d'une grande
réputation les avaient conseillées ; mais je me contenterai

de mettre sous les yeux du lecteur la lettre ci-après que m'a adressée en 1854 M. Thomas, l'un de nos chirurgiens les plus éminents, et aujourd'hui professeur de clinique chirurgicale à l'Ecole préparatoire de médecine de Tours, ainsi que la relation d'un fait qui démontre que nos confrères de médecine militaire, eux, accueillent avec empressement ce qui peut être utile à leurs malades.

J'espère que ces deux documents suffiront pour fixer l'opinion sur les prétendus rétrécissements infranchissables ou non dilatables auxquels M. Syme et ses partisans remédient en ouvrant l'urètre au moyen du bistouri.

I.—*Rétrécissements considérés comme infranchissables.*

« Tours, 20 juillet 1854.

« Mon cher confrère,

« Je vous apprendrai avec plaisir que le jeune homme que je vous ai conduit à Paris en octobre 1850 est complétement guéri de ses rétrécissements de l'urètre, et qu'il vient de se marier.

« Vous vous rappelez peut-être que les difficultés d'uriner dataient de plusieurs années, et que le malade avait éprouvé de fréquentes rétentions d'urine ; que l'introduction des bougies, qui avait été possible dans les premiers temps, était devenue impraticable dans les deux dernières rétentions d'urine, et les accidents qui s'étaient développés alors avaient été si sérieux que nous avions pensé à vider la vessie au moyen de la ponction. Mais ce moyen extrême ne fut pas mis en usage, parce que nous étions parvenus à faire uriner le malade à l'aide d'injections forcées ; depuis ces accidents, le malade urinait goutte à goutte ou par un jet filiforme. Le cathétérisme étant devenu impraticable, et considérant les rétrécissements comme infranchissables par les moyens ordinaires, je me décidai à vous conduire ce malade. Je dois vous le répéter, mon cher confrère, je fus émerveillé de la facilité avec laquelle vous avez franchi les rétrécissements au moyen de vos bougies en baleine. La seconde partie du traitement (la dilatation et les incisions urétrales) n'a pas été moins heureuse ; le malade, comme je vous le dis en commençant ma lettre, est complétement guéri.

« Veuillez agréer, mon cher confrère, l'expression de mes sentiments les plus distingués.

« *Signé :* THOMAS,
Professeur d'anatomie à l'Ecole préparatoire
de médecine de Tours. »

II. — *Elargissement rapide de rétrécissements considérés comme non dilatables.*

Un professeur à l'école de médecine du Val-de-Grâce, l'honorable M. Lustreman, aussi modeste que savant, ayant évité à l'un de ses malades l'urétrotomie périnéale, à laquelle plusieurs confrères l'engageaient de recourir, je vais reproduire ici ce qu'on lit à ce sujet, dans le *Cosmos* du 15 décembre 1854.

Je le fais avec d'autant plus de plaisir, que les espérances exprimées dans cet article par le savant abbé Moigno se sont réalisées, l'Académie des sciences m'ayant fait l'honneur, au commencement de cette année, de me placer, pour la troisième fois, au nombre de ses lauréats.

« Nous avions été surpris, dit-il à la page 665 du tome V, de lire dans les comptes rendus, que M. Guillon avait demandé et obtenu l'autorisation de reprendre les pièces présentées par lui au concours des prix de médecine et de chirurgie. Il nous avait semblé que la méthode de traitement des rétrécissements infranchissables que M. Guillon soumettait au jugement de l'Académie, surtout après les succès dont elle avait été récemment couronnée au Val-de-Grâce, était assez importante pour inspirer à son auteur une confiance absolue, et lui enlever la pensée de se retirer du concours. M. Guillon, en effet, n'abandonne pas ses droits et ses espérances ; mais l'impossibilité où il s'est trouvé de faire constater officiellement l'excellence de sa méthode le force d'attendre à l'année prochaine. Le but qu'il poursuit, et dans lequel nous l'avons appuyé de toutes nos forces, est de prouver qu'il n'y a pas réellement de rétrécissements infranchissables ; qu'il faut absolument renoncer à l'opération douloureuse et barbare de la boutonnière, condamnée et proscrite par les Chopart, les Boyer, les Dubois, les Dupuytren, et à laquelle, cependant, quelques professeurs des Fa-

cultés de Paris et de province ont encore le courage de recourir. Un des consciencieux médecins du Val-de-Grâce
avait prévenu M. Guillon de la présence dans son service
d'un malade atteint de rétrécissements qui, depuis huit mois,
n'avaient pu être franchis, et toujours avec des accidents
graves, qu'au moyen de bougies de 3 millimètres de diamètre. C'était une bonne occasion de mettre de nouveau en
évidence l'efficacité de sa méthode opératoire ; M. Guillon
fit immédiatement appel à la Commission des prix Montyon, laquelle, n'étant composée que de médecins, de-
manda l'adjonction d'un chirurgien. L'Académie fit droit à
cette demande, et pria la Commission ainsi complétée de
suivre l'opération. *Mais M. Guillon est l'homme éprouvé au
delà de ce qu'on peut dire;* l'illustre chirurgien de l'Académie se refusa nettement à la constatation qu'on attendait de
lui. L'opération a donc dû être pratiquée sans lui, en présence de M. Lustreman, au service duquel appartenait le
malade, et de cinq autres chirurgiens du Val-de-Grâce,
MM. Billot, Collignon, Guéraud, Hayer et Paulet ; comme
toujours, elle a été facile, prompte et efficace ; au bout de
quelques minutes, les coarctations étaient franchies avec
une bougie à renflement de 3 à 6 millimètres. Reste maintenant à guérir les rétrécissements prétendus incurables par
*le procédé si sûr des incisions intra-urétrales, d'arrière en
avant.* Ce procédé, quoique couronné en 1852, sous le nom
de M. Reybard, appartient très-certainement à M. Guillon
(nous l'avons prouvé jusqu'à l'évidence), aussi bien que
l'instrument ou l'urétrotome à l'aide duquel on le pratique,
et *le sarcotome avec lequel depuis plus de vingt ans M. Guillon excise les valvules et les autres excroissances morbides
du col de la vessie.* Si l'habile chirurgien s'éloigne un instant
du concours, c'est pour mieux assurer sa victoire, pour réunir un plus grand nombre de faits à l'appui de ses succès et
de ses droits méconnus. Il est impossible que tôt ou tard on
ne lui rende enfin une solennelle justice ; nous appelons ce
jour de tous nos vœux. »

La lettre de M. le professeur Thomas, qui fit cent vingt
lieues pour que je lui indiquasse le moyen de vaincre les
rétrécissements urétraux prétendus infranchissables, afin de

pouvoir l'enseigner ensuite lui-même à ses élèves, et la conduite de M. le professeur Lustreman, mettent tellement en relief la déplorable indifférence des deux ou trois confrères qui ont empêché la Société de chirurgie d'accueillir favorablement ma proposition, que je ne peux résister au désir de rapporter ici, en terminant, ce qu'on lit dans l'*Union médicale* du 6 mars 1851, dans les causeries hebdomadaires du caustique et spirituel M. Amédée Latour.

« Supposons, dit–il, ce qu'il plaise à Dieu, et que je désire « de tout mon cœur aux pauvres malades, qu'un de nos « confrères trouve, en effet, une méthode de traitement effi- « cace et sûre contre les rétrécissements de l'urètre qui sont « le désespoir des malades et du médecin, croyez-vous, « voyons, sans fausse pruderie, qu'il soit prudent d'en faire « juges les spécialistes et de les forcer à élever sur le pavois « un concurrent rival ?

« Serait-il plus prudent d'en confier l'examen aux chirur- « giens dits *encyclopédistes*, qui haïssent les spécialités, et « dont les efforts tendent à les détruire?... »

Pour démontrer que le père de la médecine n'avait pas d'antipathie pour les spécialités, et qu'il voulait au contraire que les malades fussent adressés à ceux qui avaient l'habitude de pratiquer certaines opérations graves, je rappellerai les passages ci–après du serment d'Hippocrate :

« Je jure par Apollon médecin, par Hygie (1), par Pana- « cée (2), et par tous les dieux et les déesses que je prends à « témoin, que j'accomplirai de tout mon pouvoir et selon « mes connaissances ce serment tel qu'il est écrit. Je regar- « derai comme mon père celui qui m'a enseigné la méde- « cine. Je regarderai ses enfants comme mes propres frères. « S'ils veulent apprendre cet art, je le leur enseignerai sans « argent ni obligation par écrit ; je leur ferai connaître les « principes, je leur donnerai des explications étendues ; je « leur communiquerai généralement toute la doctrine « comme à mes enfants, à eux et aux disciples qui auront « été immatriculés, et qui auront prêté serment suivant « l'usage de la médecine, mais non à d'autres qu'à ceux-là.

(1) Déesse de la santé.
(2) Déesse de la guérison.

« Je conserverai ma vie pure et sainte, aussi bien que mon
« art. *Je ne taillerai pas les personnes qui ont la pierre ; je
« laisserai cette opération à ceux qui en font profession.* »

SIXIÈME DOCUMENT.

*Quelques explications au sujet des rétrécissements difficiles à
franchir. M. Heurteloup, devenu oublieux, persiste dans
ses erreurs et ses illusions.*

Je suis parfaitement convaincu qu'il n'y a pas de rétrécissements urétraux infranchissables pour le chirurgien qui emploie des bougies convenables. Je l'ai déjà dit, et c'est la
vérité, je n'en ai point trouvé que je ne sois parvenu à franchir. Cette déclaration m'oblige à donner quelques explications sur un malade que j'ai adressé à M. Heurteloup, et à
prouver que ce confrère ne proscrit plus aujourd'hui l'emploi des bougies.

Lorsque M. Heurteloup me pria, avec instance, le 12 avril
1853, de lui adresser, quand je le pourrais, un malade affecté de ces rétrécissements urétraux qui sont trop souvent
considérés comme infranchissables et non dilatables, il me
fit la promesse, en termes bien clairs, bien précis : — de
me renvoyer, le lendemain ou le surlendemain, cette personne, après l'avoir débarrassée *immédiatement de ses rétrécissements de l'urètre.* — Et dans le cas où il n'aurait pu
obtenir le résultat qu'il espérait, il promettait de me la renvoyer, en avouant très-franchement et loyalement son impuissance. — Il ajouta : « Moi non plus je n'ai encore trouvé
aucun rétrécissement infranchissable... »

Comme il affirmait pouvoir procurer à mon malade *une
guérison immédiate,* j'aurais cru commettre un acte d'inhu-
manité, si je n'avais pas accepté cette double proposition, à
la sincérité de laquelle je devais croire.

Le 16 avril, j'adressai M. Fraigneau à M. Heurteloup. Il
était dans un état assez satisfaisant, car dans une lettre que
j'ai retrouvée, et à la date du 11 du même mois, cinq jours
auparavant, il m'écrivait ce qui suit:

« Je vais bien en ce moment, j'urine beaucoup mieux ; il
« y a eu hier toute la journée un jet de bonne dimension. »

La date de cette lettre prouve donc que M. Heurteloup n'était pas fondé à déclarer, à la page 74 du premier mémoire qu'il a publié en 1855 : « que ce malade *venait le trouver, le « 16 avril, sur l'invitation pressante de M. Cosson,* » puisque ce malade lui était adressé par moi.

Je dois maintenant redresser plusieurs autres erreurs de M. Heurteloup sur le traitement *incomplet* subi par M. Fraigneau en 1846, sept ans auparavant.

C'est le 7 août 1846 (j'appelle l'attention sur cette date) que M. Fraigneau vint réclamer mes soins, n'urinant que goutte à goutte. — Après avoir dilaté tous les deux jours ses rétrécissements, et avoir reconnu que ces coarctations, *au nombre de trois, s'étendaient de trois à cinq pouces*, je pratiquai la stricturotomie le 25 du même mois. Le rétrécissement le plus rapproché du méat urinaire n'occupait que la moitié supérieure de l'urètre; les deux autres étaient circulaires. *L'élargissement obtenu immédiatement* par cette opération permit à M. Fraigneau de reprendre ses occupations, qui étaient nombreuses à cette époque; mais il négligea la dilatation consécutive, malgré les recommandations que je lui avais faites à ce sujet, et son traitement resta incomplet.

Puisqu'il ne s'est écoulé que dix-huit jours entre ma première séance de dilatation et l'opération, et qu'il n'y a eu que neuf séances qui furent employées à la dilatation, puis à l'exploration des rétrécissements, M. Heurteloup n'était pas dans le vrai, quand il écrivait ce qu'on lit à la page 73 : « Ce traitement préparatif *dura deux mois*, pendant lesquels « M. Fraigneau allait se faire dilater tous les deux jours. » — Puis il ajoute : « Jamais je ne fais de ces traitements « préparatifs qui durent si longtemps ; je procède *immédia-* « *tement* à désoblitérer le canal. » (Le mot *immédiatement* est en italique.)

Ma réponse à cette assertion est celle-ci : 1° M. Heurteloup ne m'a pas renvoyé ce malade, malgré les promesses qu'il m'avait faites ; 2° il l'a gardé, malgré le désir exprimé plusieurs fois par M. Fraigneau de venir réclamer de nouveau mes soins; 3° ce n'est que le vingt-huitième jour, après deux essais infructueux, qu'il a commencé à désoblitérer l'urètre ; 4° si M. Heurteloup m'avait renvoyé M. Fraigneau, comme il l'avait promis formellement, j'aurais obtenu sa guérison complète beaucoup plus rapidement, *et il ne serait pas obligé aujourd'hui d'avoir recours aux bougies pour entretenir l'élargissement de l'urètre.*

Je dois le faire remarquer, ce cas ne présentait rien de particulier ; — j'en vois souvent de semblables. Le devoir de M. Heurteloup était donc, après ces deux essais infructueux, de me renvoyer ce malade, en convenant très-loyalement qu'il n'avait pu obtenir les résultats satisfaisants qu'il avait espérés...

« M. Fraigneau, ajoute M. Heurteloup, après avoir été « opéré, fut pris inopinément d'une grande douleur testi- « culaire, accompagnée de gonflement. M. Guillon, appelé, « ordonna des applications froides ; le malade s'en *étant* « *trouvé plus mal,* appela M. Cosson ; celui-ci employa les « moyens largement antiphlogistiques, qui firent cesser les « accidents. »

Je n'ai qu'une réponse à faire à ces assertions qui sont complétement erronées. Il y avait longtemps que je ne donnais plus de soins à M. Fraigneau, quand l'inflammation du testicule se développa. Il demeurait cité du Vauxhall, près la porte Saint-Martin, à Paris, lorsque je l'ai opéré en août 1846. — Et lorsqu'il fut pris de cette orchite, il habitait les Batignolles.

A ma première visite, je lui donnai le conseil d'appeler immédiatement son médecin ordinaire, M. Cosson, n'étant pas dans l'habitude de conserver les malades que nos confrères m'adressent pour les traiter de ces affections dont je m'occupe plus spécialement : voilà l'exacte vérité...

J'ajouterai que M. Fraigneau n'avait point achevé son traitement, en négligeant la dilatation consécutive à l'époque où elle produit des résultats satisfaisants. C'est cette négligence, dont il convient, qui fut la cause des accidents qu'il a éprouvés en 1853, et que je lui ai toujours prédits chaque fois que je l'ai rencontré.

Mais puisque M. Heurteloup, tout en employant les corps dilatants, n'en convient pas ; puisqu'il annonce « qu'il obtient « les guérisons *sans avoir recours à la dilatation, sans exci-* « *sion, etc.,* » *bien qu'il emploie la dilatation et l'excision ;* je suis obligé de mettre sous les yeux du lecteur ce passage d'une lettre qui m'a été donnée par un malade qu'il avait cru en voie de guérison, et qui ne pouvait pas uriner sans dilater préalablement l'urètre à l'aide d'une bougie. Cette lettre porte la date du 15 septembre 1856 :

« CONTINUEZ, écrivait-il à son malade, *l'introduction de* « *votre bougie pendant quelque temps, cela* ENCORE *quinze* « *jours.* Ecrivez-moi... Mille compliments.

« *Signé :* Baron HEURTELOUP. »

Au sujet de M. Fraigneau, je ferai remarquer que M. Heurteloup a reproduit, dans la brochure qu'il a publiée en 1859, les mêmes erreurs que renfermait la première édition, publiée en 1855. Cependant, j'avais, en 1857, rectifié ces assertions erronées dans la première édition de mes *Documents chirurgicaux,* dont je lui ai remis un exemplaire.

Cette conduite m'oblige, à mon grand regret, à faire observer que, tout en criant contre ceux qu'il imite, M. Heurteloup n'était pas dans le vrai, quand il écrivait ce qui suit, aux pages 106 et 113 de son dernier livre :

« M. L*** est le seul malade qui ait trouvé mon opéra- « tion douloureuse.

« J'opère toujours les malades atteints de rétrécissements « sur un lit, et l'on verra que tous disent qu'ils ne souffrent « pas. »

Or, voici ce que m'écrivait, le 23 décembre 1857 et le 21 juin 1858, un Anglais *que M. Heurteloup avait traité sans succès*, M. Marr, qui habite Tiflis, et qui a quitté Paris complétement guéri de ses rétrécissements fibreux, après deux opérations de stricturomie que j'ai pratiquées à dix jours d'intervalle :

« Monsieur le docteur,

« Vous avez témoigné le désir de savoir le traitement « du baron Heurteloup pour la guérison des rétrécissements « de l'urètre.

« Dans son ouvrage et par ses annonces, il promettait de « guérir les infirmités sans....., et ses promesses m'avaient « engagé à me placer entre ses mains.

« Un des premiers jours de juillet, je me suis rendu chez « lui pour convenir du jour et de l'heure pour commencer « le traitement.

« A l'heure indiquée, il me plaça sur un siége d'une con-
« struction particulière avec un rideau entre lui et moi......

« Je crois qu'il se servait du rideau pour empêcher qu'on
« ne vît qu'il ne se servait que d'instruments employés
« par ses confrères. Avec moi, certes il n'a pas tenu son
« programme; car j'ai certainement senti quelque instru-
« ment tranchant mû par un ressort.

« De retour à la maison, j'ai été saisi par une fièvre bien
« forte, pendant deux jours et deux nuits, et ensuite retenu
« au lit trois jours par faiblesse. Il est vrai qu'après, pen-
« dant un mois, j'ai été soulagé.

« Une quinzaine de jours après, j'ai voulu faire répéter
« l'opération, mais alors il faisait bien chaud... Ce ne fut
« qu'au 18 août que la seconde opération a été faite et sui-
« vie par la même fièvre, et même plus forte.

« Ainsi j'ai conclu qu'acheter un soulagement pendant
« un mois, *au prix de douleurs aiguës, et une semaine de*
« *fièvre et de reclusion*, c'était payer trop cher, et je n'ai
« plus été chez lui... Pendant une de mes fièvres j'aurais pu
« être retiré de ce monde. »

La lettre que M. Marr m'adressait le 21 juin 1858 se termine ainsi :

« Mes amis, en me plaçant entre vos mains, monsieur le
« docteur, méritent tous mes remercîments, car je retourne
« avec l'espérance assez assurée d'une guérison radicale.

« Nonobstant le cercle fibreux que m'ont laissé les deux
« opérations du baron Heurteloup, le canal reçoit avec
« facilité une bougie de neuf millimètres de diamètre, — ce
« qui est dû, je crois, à votre opération de stricturotomie
« d'arrière en avant, sur le cercle.

« Je suis, monsieur le docteur, votre très-obligé.
« *Signé :* J.-M. MARR. »

Rétrécissement circulaire résultat de l'excision d'un lam-
beau circulaire de la membrane muqueuse de l'urètre. —
Opération faite par M. Heurteloup.— Prostatite et cystite
consécutives.

M. le baron de Werb..... m'a remis la note d'où j'ex-
trais ce qui suit : « Les premiers symptômes de maladie se

« sont montrés dans le cours de l'année 1856 par des be-
« soins fréquents d'uriner, qui ont toujours augmenté. Le
« 26 juin 1857, au matin, je fus atteint d'une rétention
« complète, que je parvins à vaincre le soir. Depuis cette
« époque, l'émission de l'urine devint de plus en plus dif-
« ficile.

« Le 15 août 1857, j'arrivai à Paris. Le 2 septembre
« suivant, M. Heurteloup me reçut pour la première fois, et
« commença ses opérations, qui chaque fois duraient fort
« longtemps, et *étaient excessivement douloureuses.* »

« J'ignore de quel instrument il se servait; ma vue étant
« bornée par un rideau qu'il étend devant les yeux de ses
« malades. Ce que je puis affirmer, c'est que, par ses opéra-
« tions, *il me faisait éprouver des souffrances atroces qui*
« *m'occasionnaient d'assez fortes pertes de sang.* J'en éprou-
« vai une fois, entre autres, une fièvre violente, accompa-
« gnée de vomissements, ce qui interrompit le traitement
« pendant plusieurs jours... Lorsque je fus un peu remis de
« cette indisposition, il m'assigna de nouveau jour pour
« recommencer les opérations, *qui furent toujours également*
« *douloureuses.* Néanmoins, je parvins à obtenir des inter-
« valles plus longs entre le besoin d'uriner, quoique tou-
« jours douloureux. Lassé par la longueur du traitement
« qui durait depuis trois mois, je crus inutile de le prolonger
« et me décidai à prendre congé de M. Heurteloup. »

Revenu chez lui, M. de Werb..... se trouva un peu
mieux pendant quelque temps ; mais au bout de quelques
mois il éprouva plus de difficulté à uriner et tous les symptômes d'une inflammation de la prostate.

Au milieu du mois d'octobre 1859, il vint à Paris réclamer
mes soins.

Après avoir constaté un rétrécissement considérable de l'u-
rètre, rétrécissement qui était le résultat de l'excision d'une
portion de la membrane muqueuse de ce canal, plus une
prostatite chronique, je crus devoir appeler en consultation
M. le professeur Nélaton.

Or, voici ce qu'on lit dans une note rédigée par ce célèbre
chirurgien :

« Les médecins soussignés ont constaté chez M. le baron
« de Werb..... :

« 1º Existence d'un *rétrécissement de l'urètre* au niveau de
« la courbure sous-pubienne;

« 2º Une *tuméfaction considérable de la prostate* qui pré-
« sente une dureté insolite et des bosselures très-prononcées;

« 3º Une cystite chronique avec sécrétion catarrhale et
« purulente de la vessie.

« M. de Werb..... ne pouvant vider sa vessie par les
« efforts naturels de la miction et étant en outre tourmenté
« par des besoins incessants pour uriner, nous conseillons :

« 1º De placer dans le canal une sonde flexible qui sera
« laissée à demeure et débouchée toutes les deux heures en-
« viron;

« 2º De continuer la dilatation, et, s'il se présente quelque
« obstacle à une dilatation suffisante, *d'agir directement su*
« *la coarctation;*

« 3º De boire chaque jour de l'infusion, à froid, de graine
« de lin sucrée avec le sirop de Tolu ;

« 4º De continuer d'ailleurs les diverses prescriptions qui
« ont été faites récemment dans le but de dissiper les dou-
« leurs rhumatismales ;

« 5º Régime doux, mais substantiel.

« Signé : NÉLATON; GUILLON.

« 22 octobre 1859. »

Le malade redoutant les incisions pratiquées dans le rétrécissement, les opérations de M. Heurteloup lui ayant inspiré ces craintes, je n'eus recours qu'à la dilatation. On fit
des injections pour laver la vessie, et les urines revinrent
promptement à l'état normal. Les cataplasmes rectaux
avaient fait diminuer de moitié le volume de la prostate, lorsque M. de Werb..... quitta Paris le 27 mars 1860 pour retourner chez lui, au château de Saint-V....., près Loches.

La vessie ne se vide complétement qu'au moyen de sondes.

Nous croyons, M. Nélaton et moi, que le rétrécissement
a été produit par la cicatrice résultant d'une excision pratiquée dans l'urètre. La guérison en serait obtenue facilement par des incisions multiples pratiquées convenablement dans la coarctation, aidées de la compression
temporaire avec des bougies, et de manière qu'on obtienne
d'assez larges cicatrices longitudinales entre les incisions
faites par le stricturotome.

J'ajouterai, en terminant, que je tiens ces quatre pièces à la disposition de M. Heurteloup, ainsi que deux ou trois autres du même genre.

Ce qui précède démontre que M. Heurteloup était devenu oublieux : 1° quand il a reproduit, au sujet de M. Freigneau, les erreurs que je lui avais signalées ; 2° quand il écrivait que M. L... est le seul malade qui ait trouvé son opération douloureuse ; 3° quand il déclarait (p. 2) que ses procédés n'ont jamais produit l'accroissement du mal, et que les guérisons qu'il obtient sont immédiates et permanentes.

De la guérison des écoulements urétraux anciens.

M. Heurteloup commet encore une erreur grave quand, dans son deuxième mémoire, publié en 1855, sur les rétrécissements de l'urètre, il dit, à la page 20 : « QU'IL « VIENT DE DÉCOUVRIR *qu'en faisant une opération chirur-* « *gicale on faisait disparaître les écoulements chroniques,* » mais sans faire connaître le genre d'opération. — Cette découverte, si découverte il y a, est consignée dans une note où j'ai indiqué, dix ans auparavant, que j'obtenais ces résultats par ma stricturotomie.

Voici un extrait de cette note publiée dans la *Gazette des Hôpitaux* du 1er mars 1845 :

« Pour tarir les écoulements anciens, pour mettre fin à ce qu'on nomme *la goutte militaire,* il faut remonter à la cause. Cette cause est le plus ordinairement locale ; mais dans d'autres circonstances l'écoulement est entretenu par une disposition générale du sujet.

« Lorsqu'un écoulement persiste plusieurs mois, il est presque toujours entretenu par un état maladif local qui rétrécit l'aire du canal, et qu'on désigne ordinairement sous le nom de *rétrécissement.* C'est donc cette cause qu'il faut guérir par un traitement convenable, si l'on veut faire cesser l'écoulement urétral qu'elle produit ou entretient.

« Quand il existe un rétrécissement, je commence par le détruire le plus promptement possible ; et lorsqu'il a complétement disparu, si l'écoulement persiste, dans certaines circonstances j'ai recours à des pommades. — Celle que j'emploie le plus fréquemment est composée d'une partie de proto-chlorure de mercure, d'une partie d'extrait de belladone, de deux parties d'extrait de ratanhia, et de six à douze parties de cérat ou d'axonge. On porte ces pommades dans l'urètre, au moyen d'une petite seringue élastique qu'on fait avec deux bouts de sonde très-flexibles introduits l'un dans l'autre (1).

« Quoi qu'on ait pu dire, *je le déclare formellement* : CE N'EST POINT AVEC DES POMMADES QUE JE DÉTRUIS LES RÉTRÉCISSEMENTS ; *c'est ordinairement par des incisions plus ou moins nombreuses et plus ou moins profondes, suivant l'indication.* — La prétention de détruire les rétrécissements avec des pommades ne me paraît, jusqu'à présent, s'être présentée à l'esprit d'aucun homme sérieux...

« Si l'écoulement ancien, si ce qu'on nomme *la goutte militaire* est dû à une inflammation chronique de la prostate, des glandes de Cowper, du vérumontanum, etc., on doit traiter convenablement ces affections, et l'écoulement disparaîtra avec la cause qui le produisait.

« Dans les écoulements sans rétrécissements de l'urètre, et qui sont entretenus par cette disposition dartreuse signalée par les auteurs, on doit réunir un traitement interne au traitement local approprié. »

SEPTIÈME DOCUMENT.

Calculs vésicaux enchatonnés ou enkystés, déclarés incurables.

M. Civiale l'a déclaré à l'Académie des sciences, en réponse aux réclamations adressées à cette savante compagnie par M. Heurteloup et par moi, il n'emploie que ses instruments à lui, pour pratiquer la lithotritie, c'est-à-dire les instruments droits. — Or, les premiers instruments droits ayant

---

(1) Au sujet de cette sonde à piston qu'un autre chirurgien disait avoir inventée dans ces derniers temps, voici ce qu'on lit dans le procès-verbal de la Société de médecine pratique, inséré dans la *Gazette des Hôpitaux* du 26 septembre 1833 : « M. Guillon emploie, à porter dans « l'urètre une pommade mercurielle, une seringue faite avec deux bouts « de sonde élastique introduits l'un dans l'autre. »

été inventés et expérimentés par son compatriote, M. le docteur Fournier de Lempdes, il ne reste à M. Civiale que le seul mérite de les avoir employés le premier sur l'homme vivant.

Comme, avec les instruments droits, avec sa pince à trois branches, il est impossible de mettre fin aux souffrances des malades affectés de calculs vésicaux *enchatonnés et enkystés*, on lira, je crois, avec intérêt le mémoire ci-après, adressé par un des élèves distingués de l'école de Paris, M. le docteur de Arrastia, à l'Académie de médecine. Ce mémoire a été inséré dans le *Moniteur des Hôpitaux* en mai 1856.

Mais auparavant je dois faire connaître la conduite que M. Civiale conseille de tenir pour ces sortes de cas, en copiant ce qui suit dans son livre, où se trouve consigné le premier emprunt qu'il m'a fait, en 1836, c'est-à-dire les cuillers larges et peu élevées du brise-pierre que j'avais fait faire en 1833.

Voici ce qu'on lit, à la page 403, dans son *Parallèle entre les divers procédés de la lithotritie* :

« C'est en dénaturant les faits pratiques et en s'appuyant « de documents altérés, qu'on est parvenu à faire entrer « dans la tête de quelques personnes l'opinion que la litho- « tritie entraîne vraiment des *suites désastreuses*.

« On a présenté les nouveaux procédés sous des couleurs « si séduisantes, que beaucoup de personnes ont pu croire « qu'ils allaient permettre d'*escamoter* la pierre. L'expé- « rience n'a pas tardé à dissiper l'illusion. »

On le voit, même en s'appropriant le premier perfectionnement que j'avais ajouté à l'instrument de M. Heurteloup, M. Civiale préférait toujours, en 1836, les instruments d'évidement, la pince à trois branches, et le foret ! !

A la page 68, M. Civiale indique ainsi la position qu'il donne aux calculeux qu'il doit opérer :

« Le malade est sur son lit, couché HORIZONTALEMENT « sur le dos, le bassin soulevé par un coussin roulé dans un « drap, les jambes écartées et les cuisses légèrement flé- « chies. » — Et à la page 76, on lit ce qui suit :

« D'après ce que j'ai dit du mécanisme de l'instrument « courbe et à deux branches, il est facile de concevoir la « manière dont on doit s'en servir. Les préliminaires de

« l'opération, — la position du malade et celle du chirur-
« gien, — *ne présentent rien de particulier.* — Après avoir
« monté, chauffé et *huilé* l'instrument, on l'introduit comme
« sonde ordinaire à petite courbure. Lorsqu'il est parvenu
« dans la vessie, on s'assure de la position du calcul ; on
« ouvre l'instrument en tirant sur la rondelle de la tige in-
« térieure, ou on écarte les branches d'une étendue propor-
« tionnée au volume présumé de la pierre. On exécute
« quelques légers mouvements de quart ou de demi-ro-
« tation et d'inclinaison ; et quand les branches appuient
« sur le corps étranger, on les rapproche, mais en procé-
« dant avec lenteur et sans secousse. Si la pierre n'est point
« prise, ou si elle échappe, on ouvre de nouveau l'instru-
« ment, et ainsi de suite, jusqu'à ce que le calcul se trouve
« convenablement placé, résultat qu'on obtient quelquefois
« avec peine et seulement après de longs tâtonnements. Mais
« lorsque le HASARD a placé les deux branches sur les points
« correspondants du centre de la pierre, on les rapproche
« fortement. »

A la page 77, M. Civiale déclare « que ces recherches de
« la pierre sont très-douloureuses. »

On pourra conclure de ce qui précède que ma manière de
placer les malades, indiquée dans le mémoire ci-après, de
M. le docteur de Arrastia, diffère beaucoup de celle adoptée
par M. Civiale, et qu'elle constitue un perfectionnement très-
important dans la pratique de la lithotripsie. Elle évite,
d'une part, les douleurs produites par les nombreux tâtonnements ; d'autre part, elle permet de débarrasser les calculeux en un petit nombre de séances, et très-souvent en une
seule.

A la page 295, on lit ce qui suit, dans son *Parallèle entre
la cystotomie et la lithotritie dans leur application aux cas
compliqués :*

« Si une vessie celluleuse renfermait des calculs assez vo-
« lumineux pour qu'il fût impossible de franchir l'orifice
« des cellules, et que toutes fussent logées dans la vessie, la
« cystotomie devrait être préférée ; car la lithotritie, en
« morcelant les calculs, pourrait les rendre assez petits pour
« qu'ils parvinsent à s'insinuer dans les poches accessoires,
« d'où peut-être ne sortiraient-ils plus. Mais dans l'état ac-

« tuel de la science, *il est impossible d'acquérir par avance
« aucune notion précise à cet égard.* »

Page 276 : « Il en serait à peu près de même pour les
« cas où les cellules contiendraient en même temps des cal-
« culs trop volumineux pour franchir leur orifice. — L'opé-
« ration par l'une et l'autre méthode permettrait d'extraire
« les pierres *libres* dans la vessie ; mais les instruments
« *n'atteindraient pas* celles que renfermeraient les cellules.
« *Ici, comme dans l'hypothèse précédente, le praticien est*
« *privé de données propres à le guider.*

   « Les pierres développées dans les cellules envoient quel-
« quefois dans la vessie des prolongements même assez
« considérables, qui dépassent les orifices des poches. C'est
« à celles-là qu'on donne plus particulièrement le nom d'*en-*
« *kystées ;* et c'est spécialement aussi sur elles que le génie
« chirurgical s'est exercé. Peut-être s'est-on trop occupé de
« ces cas, heureusement fort rares, et où les ressources de
« l'art sont le plus souvent d'une insuffisance désespérante.
« — Peut-être même est-ce sortir jusqu'à un certain point
« du cercle de la saine raison, que de vouloir chercher les
« moyens d'écarter les immenses difficultés qui se présentent
« alors. Quoi qu'il en soit, l'immobilité ou la mobilité de la
« pierre, la position qu'elle occupe, le plus ou moins de
« saillie qu'elle fait dans la vessie, et la disposition que pré-
« sente le chaton, constituent autant de différences notables
« qu'on *n'est jamais parvenu à constater,* par les moyens
« ordinaires, *que quand il n'était plus temps,* C'EST-A-DIRE
« APRÈS LA MORT. »

Page 298, M. Civiale ajoute : « *Je ne puis que répéter,*
« *après beaucoup d'autres, que l'expérience a mis dans le plus*
« *grand jour et l'inutilité et les dangers d'appliquer les pro-*
« *cédés de l'art dans ces cas déplorables.*

   « *Les meilleurs praticiens conseillent* DE NE TENTER AU-
« CUNE OPÉRATION, *toutes les fois qu'on peut acquérir d'a-*
« *vance la certitude que la pierre est enchatonnée.* »

On le voit par ce qui précède, M. Civiale, qui n'a point
encore adopté mes brise-pierre à levier, aurait condamné
MM. Lopez et Pluyette, dont il est question ci-après, à
vivre et à mourir avec leurs pierres.

Je dois le faire remarquer : « M. Civiale désigne sous le

« nom de *pierre enkystée* celle qui envoie un prolongement
« dans la vessie. » (P. 292.) — La dénomination de *pierre
enchatonnée* est celle qui convient. — Le calcul enkysté ne
fait point saillie dans le réservoir de l'urine.

Les deux observations qu'on va lire dans le mémoire ci-après démontrent clairement les avantages qu'offre mon
lithotripteur à levier et à évacuateur sur les instruments
auxquels M. Civiale a le droit d'attacher son nom.

C'est au levier-que je dois d'avoir pu extraire de son chaton
la seconde pierre de M. Lopez.

Quant à M. Pluyette, qui est toujours chef de bureau au
ministère des finances, et dont les calculs étaient *enkystés*, il
en a retiré l'avantage d'être débarrassé de ces pierres très-promptement. Un plus grand nombre de séances aurait pu
déterminer une péritonite ou d'autres accidents fort graves
et peut-être mortels. D'ailleurs, il aurait été impossible de
faire pénétrer dans la cellule les instruments de M. Civiale.

HUITIÈME DOCUMENT.

Faits pratiques.

*Mémoire adressé à l'Académie impériale de médecine par
J. DE ARRASTIA (de la Havane), docteur en médecine de
la Faculté de Paris : Sur la pulvérisation rapide et com-plète de calculs vésicaux, dont l'un, de six centimètres et
demi de diamètre, était libre dans la vessie ; l'autre, de cinq
centimètres de diamètre, était enchatonné ; — et deux autres
enkystés ; — pratiquée par le docteur GUILLON, ancien chi-rurgien consultant du roi Louis-Philippe.*

EXTRAIT DU *Moniteur des Hôpitaux* (Mai 1856).

L'Académie accueillant avec bienveillance les faits prati-ques qui présentent de l'intérêt, j'ai l'honneur de lui adres-ser, avec ma thèse pour le doctorat, une observation dans le
genre de celle que M. le docteur Cazenave lui a envoyée sur
ce cas de lithotritie de pierre enkystée, décrit dans le *Bul-letin de l'Académie de médecine* du 31 janvier 1856.

Ce fait pratique, dont j'ai été témoin, et dont le sujet est mon compatriote, prouve de nouveau qu'avec un bon instrument de lithotripsie, conduit avec habileté par une main exercée, on peut facilement, même *dans les cas de calculs enchatonnés, éviter cette grave opération de la taille, trop souvent mortelle.*

Je dois le faire remarquer tout d'abord, les opérations dont il s'agit, et qui ont été pratiquées sous mes yeux, présentent trois phases distinctes. La dernière surtout offre un intérêt réel au point de vue de l'extraction et de la pulvérisation très-rapide d'un calcul enchatonné, dont un autre chirurgien, fort habile, avait inutilement tenté l'extraction et le morcellement.

M. Lopez, naturel de Villa-Clara (île de Cuba), âgé de soixante-quatre ans, d'un tempérament bilieux sanguin et d'une bonne constitution, avait joui d'une excellente santé jusqu'en 1824, époque à laquelle il a souffert horriblement pendant quarante-huit heures d'une colique néphrétique, qui fut suivie de l'expulsion d'un calcul ayant la forme et la couleur d'un noyau d'olive. Au bout de quelque temps, une nouvelle attaque a eu lieu ; mais cette fois les souffrances prolongées et les coliques finirent sans avoir eu pour résultat l'expulsion de calcul ou de gravelle.

L'exercice immodéré auquel le malade était obligé de se livrer journellement et ses grandes occupations avaient augmenté graduellement ses souffrances ; et, à partir de cette époque, elles devinrent continuelles. Envies fréquentes d'uriner, avec dysurie et strangurie ; marche pénible, douleurs dans la région recto-anale, hématuries fréquentes et parfois si abondantes que le malade se trouvait baigné dans son sang.

Dans cet état de souffrance depuis environ trente ans, M. Lopez se détermina, en mai 1853, à venir à Barcelone, où réside une partie de sa famille, pour voir s'il pourrait trouver en Europe un soulagement à ses maux.

Il consulta les premières autorités chirurgicales de cette ville, et tous ces praticiens, à l'exception d'un, qui crut la lithotritie praticable, jugèrent d'un commun accord que l'opération de la taille était la seule indication à remplir ; mais le malade ne voulut pas subir cette opération. Séduit par les promesses des gens du monde, qui lui firent croire que dans les environs il y avait une source d'eau minérale dont l'action en bains et en boissons, pendant une ou deux saisons, pourrait amener la fonte des calculs, il se décida à prendre ces eaux. La saison finie, et n'ayant obtenu aucun soulagement, il consulta un médecin français, qui lui donna le conseil de venir à Paris. M. Lopez s'y rendit à la fin du printemps de 1854, avec une lettre de recommandation pour M. le directeur de l'Ecole de médecine militaire du Val-de-Grâce, M. le professeur Alquié, qui, l'ayant examiné avec l'intérêt du médecin ami, lui proposa de s'adjoindre, comme méritant toute sa confiance, M. le docteur Guillon.

Ce praticien sonda le malade, diagnostiqua un calcul libre, ayant environ 6 centimètres de diamètre transversal, et 10 ou 11 de longueur, et il fut arrêté qu'on aurait recours à la lithotripsie quand le malade y aurait été suffisamment préparé. On lui laissa d'abord le temps nécessaire pour se remettre des fatigues d'un long et pénible voyage.

I. — *Première lithotripsie pratiquée par M.* GUILLON.

Le jour de l'opération ayant été fixé, MM. les docteurs Guillon et Alquié, M. Guillon fils et moi, nous nous réunîmes chez M. Lopez.

Après avoir injecté de l'eau dans la vessie, M. le docteur Guillon plaça le malade sur un canapé, avec un coussin sous la région sacrée, pour que le siége fût sur un plan plus élevé que la tête, et afin que la pierre tombât sur la paroi postérieure de la vessie ; les jambes, fléchies sur les cuisses et celles-ci sur l'abdomen, furent tenues écartées par M. Guillon fils et moi.

L'opérateur introduisit dans la vessie son brise-pierre enduit de cérat, avec autant de facilité et de promptitude qu'on introduit une sonde ordinaire dans un urètre non rétréci ; et dès qu'il eut ouvert cet instrument, en déprimant la paroi postérieure de la vessie, la pierre tomba immédiatement entre ses mors. Elle avait six centimètres et demi de diamètre ;— et quoiqu'elle fût très-dure, M. Guillon l'écrasa facilement en abaissant avec la main droite le levier placé dans la rondelle de la branche femelle ; — reprenant ensuite les plus gros morceaux, leur pulvérisation s'effectua très-rapi-

dement et sans retirer l'instrument, qui fut dégorgé quatre
fois au moyen de l'évacuateur. Cette séance dura cinq minutes ; et, après l'opération, le malade prit un bain tiède où
il resta une heure, fumant son cigare fort tranquillement.
Le reste de la journée et la nuit se passèrent très-bien, sans
aucun mouvement fébrile. — Le lendemain, de bonne
heure, le malade put se lever et aller à Saint-Sulpice faire
sa prière. Il déjeuna en rentrant, et reprit sa vie habituelle.

Je dois le faire remarquer ici, c'est après avoir débarrassé
son lithotripteur du détritus qui se trouvait dans la cuiller
de la branche femelle et l'avoir fermé que l'opérateur, voulant reconnaître avec cet instrument s'il restait encore des
fragments volumineux, trouva, outre les débris, un calcul
fortement enchatonné dans le bas-fond de la vessie, au côté
droit.

M. le docteur Guillon fit part à la famille et à M. Alquié
de la découverte qu'il venait de faire, et il proposa une consultation de chirurgiens au choix du malade. Il fut convenu
qu'on appellerait M. le docteur Amussat, votre collègue.

II. — *Tentatives faites par M. Amussat.*

Six jours après, le docteur Guillon, M.M. Amussat père et
fils, M. Alquié, MM. Guillon fils et moi, élèves en médecine, nous étions réunis chez M. Lopez.

M. Amussat père plaça le malade debout, le dos appuyé
contre le mur, les jambes écartées, et il introduisit l'index
de la main droite dans le rectum, voulant de la sorte constater à travers la paroi antérieure de cet organe la présence,
si c'était possible, du calcul enchatonné. Ensuite, pensant
qu'à l'aide du cathétérisme et du toucher combinés il pouvait déloger ce calcul, il fit coucher le malade en supination
sur un divan, les cuisses fléchies à angle droit sur le tronc,
les jambes fléchies sur les cuisses, tenues écartées en dehors,
et la région coccygienne dépassant le bord du lit ; et dans
cette position du malade il introduisit une sonde d'argent à
petite courbure dans la vessie. Puis, la saisissant de la main
droite, il dirigea son extrémité à la rencontre de l'extrémité
de l'index de la main gauche, introduit dans le rectum, en
essayant de faire pénétrer le bec de cette sonde dans la cel-

lule où était retenu le calcul, et pour l'en déloger. Cette
double manœuvre opératoire n'ayant produit aucun résultat
favorable, M. Amussat retira sa sonde et introduisit dans la
vessie un lithotriteur, avec lequel il espérait broyer cette
pierre, après l'avoir extraite du chalon où elle était encas-
trée. Les mors de cet instrument glissant toujours sur le
sommet de ce calcul, dont la base était solidement fixée dans
la cellule où il s'était développé, M. Amussat ne parvint ni
à le déloger, ni à l'écraser, et ces nouvelles tentatives sont
restées aussi stériles que les précédentes. Les douleurs dont
elles furent accompagnées et suivies provoquèrent chez
M. Lopez une si grande exaltation et un tel découragement,
qu'il repoussait avec colère toutes les propositions qu'on lui
faisait ayant pour but l'amélioration de sa situation. Il préférait, disait-il, mourir que de se soumettre à de nouvelles
opérations, et il donna des ordres pour les préparatifs de son
départ, qui devait avoir lieu dès que ses souffrances seraient
diminuées.

Cependant, à force d'instances, M. Alquié, qui possédait
toute sa confiance, et moi, nous parvînmes à faire comprendre à M. Lopez qu'il devait consentir à ce qu'on le débar-
rassât des quelques fragments restés dans la vessie, et provenant du calcul que M. Guillon avait en grande partie détruit,
ces portions de pierre, en augmentant de volume, devant
inévitablement rendre ses souffrances de plus en plus intolé-
rables.

Se rappelant qu'il n'avait pas éprouvé de douleur à la
première séance de lithotripsie pratiquée par M. Guillon, il
se décida à laisser pulvériser par ce praticien ce qui restait
de la pierre libre dans la vessie ; mais il ne voulait pas qu'on
essayât de nouveau à le débarrasser de celle qui était enchatonnée. Il préférait, disait-il, la conserver, parce qu'il était
persuadé qu'étant seule elle ne le ferait pas souffrir ; que les
douleurs qu'il avait éprouvées n'étaient produites que par
celle qui était libre, lorsqu'elle tombait dans le col de la vessie et s'opposait à la sortie de l'urine.

III. — *Deuxième lithotripsie pratiquée par M. le docteur* GUILLON.

Extraction et pulvérisation du calcul enchatonné.

En présence de MM. les docteurs Alquié, Amussat père et fils, Billot, aide-major à l'hôpital du Val-de-Grâce, de MM. Guillon fils et Guillon neveu, et Arrastia, élèves en médecine, le docteur Guillon procéda de la sorte à la deuxième séance de lithotripsie : — il commença par injecter un demi-verre d'eau tiède dans la vessie du malade, le fit ensuite placer, comme la première fois, sur un divan convenablement disposé, et M. Amussat fils le chloroformisa.

Lorsqu'il fut endormi, M. Guillon introduisit son lithotripteur et pulvérisa en moins de deux minutes les fragments qui provenaient de la pierre attaquée précédemment.

Lorsque les fragments qui gênaient la manœuvre à exécuter pour déloger le calcul enkysté furent réduits en poudre, M. Guillon saisit avec les mors de cet instrument la portion du calcul enchatonné qui faisait une saillie de plusieurs centimètres dans la vessie, et il l'y maintint en rapprochant à l'aide de la main gauche les rondelles de la branche mâle et de la branche femelle. La fixant ensuite plus solidement à l'aide du levier, qu'il abaissa avec la main droite, tandis qu'il saisissait la tige du brise-pierre avec la main gauche sur laquelle il prit son point d'appui, pour éviter de contondre le col de la vessie, par un mouvement de torsion de gauche à droite, il délogea cette pierre de la cellule où elle était retenue, et ce fut par une manœuvre analogue à celle qu'on exécute pour opérer l'avulsion d'une dent avec la clef de Garengeot qu'il obtint ce résultat.

Le malade, étant endormi par le chloroforme, ne témoigna aucune douleur, et ce calcul, qui avait 5 centimètres de diamètre, et qui était porté sur la paroi postérieure de la vessie, fut complétement pulvérisé en huit minutes.

Pendant cette séance de lithotripsie, qui dura environ dix minutes, M. Guillon vida quatre fois son lithotripteur, c'est-à-dire qu'il a fait tomber quatre fois dans la vessie, en soulevant l'évacuateur, la poudre dont la branche femelle était engorgée.

7

L'opération terminée, le malade exprima plusieurs fois à M. Guillon combien il était heureux d'avoir été débarrassé aussi vite de son calcul enkysté, sans avoir souffert et sans qu'il s'en doutât. Il prit ensuite un bain d'une heure et demie, et pendant la durée de ce bain, il rendit avec l'urine, dans un urinoir placé à cet effet, une grande quantité de poudre et de détritus lithique.

Le calcul n'ayant pu être arraché de la cellule où il s'était développé sans déchirer le collet de cette cellule, M. Lopez rendit une assez bonne quantité de sang, mêlée à l'urine, provenant évidemment de la déchirure produite par son extraction. Aussi, et quoique le malade ait continué à rendre du sang mêlé à l'urine toute la journée et la nuit, M. Guillon ne voulut rien faire pour arrêter cette hémorrhagie, persuadé qu'il était que cette émission sanguine empêcherait l'état fébrile de se développer.

L'opéré fut tenu à la diète jusqu'au lendemain, en prenant pour boisson une légère macération de graines de lin édulcorée avec du sirop de cerises, et quelques cuillerées d'une potion opiacée pour favoriser le sommeil.

La nuit ayant été calme, les urines n'étant plus sanguinolentes, et l'appétit s'étant développé, M. Lopez resta levé une partie de la journée et prit deux potages. Une grande quantité de poudre et de détritus lithique fut entraînée au dehors par l'urine et par des injections faites avec la sonde évacuatrice de M. Guillon (1).

---

(1) *Sonde évacuatrice.* La sonde évacuatrice que j'emploie de préférence est composée de deux tubes placés l'un dans l'autre. Lorsque je l'introduis dans la vessie, l'instrument a la forme d'une sonde ordinaire à courte courbure ; mais, quand il est dans cet organe, par un mouvement de rotation que je fais exécuter au tube interne, je lui donne la forme assez exacte de la lettre T. Lorsque j'ai obtenu l'effet que j'en attendais, pour la retirer je lui rends la forme première par un mouvement de rotation inverse.

Au moyen de cette sonde, immédiatement après l'opération, on amène au dehors toute la poudre lithique et des fragments assez volumineux.

Sonde exploratrice. Ma sonde de même espèce, de 5 millimètres de diamètre, avec son percuteur, est le meilleur explorateur pour reconnaître les petits calculs vésicaux qu'on ne trouve que très-difficilement avec les sondes ordinaires.	(*Note du docteur Guillon.*)

L'examen des fragments les plus volumineux fit reconnaître que les calculs étaient formés de couches concentriques composées de phosphate et d'oxalate de chaux (1).

Le second jour, M. Lopez reprit son régime ordinaire, et alla se promener au Luxembourg.

Le cinquième jour, MM. Guillon, Amussat et Alquié explorèrent la vessie et reconnurent que M. Lopez était complétement débarrassé de ses deux calculs.

Le sixième jour et les jours suivants, M. Lopez parcourait Paris, faisant ses préparatifs de départ ; et dix jours après l'extraction et la destruction du calcul enchatónné, il se mettait en route pour l'Espagne.

Une lettre que je viens de recevoir d'un membre de sa famille, qui habite Barcelone, m'annonce que M. Lopez continue à jouir d'une très-bonne santé, et qu'il se propose, l'été prochain, de parcourir l'Europe.

Si les détails dans lesquels je suis entré sont insuffisants pour fixer l'opinion de l'Académie, l'honorable M. Amussat, qui a assisté à l'opération dont il s'agit, donnera avec empressement à la savante compagnie, j'en suis persuadé, les explications qu'elle réclamera (2). — Elles prouveront que

(1) Le plus volumineux de ces fragments, arrêté dans la portion membraneuse de l'urètre, en fut extrait à l'aide de mon *extracteur*.

Cet instrument est une espèce de sonde ouverte à ses extrémités, et dont l'extrémité vésicale forme un anneau ovale de 4 centimètres de longueur et de 1 centimètre de large.

Pour opérer l'extraction de ce fragment, j'ai commencé par introduire dans la vessie un conducteur en baleine, très-mince, à l'aide duquel j'ai pu ensuite diriger très-facilement mon extracteur entre le fragment et l'urètre.

Lorsque ce fragment s'est trouvé engagé dans l'anneau de l'extracteur, j'ai retiré le conducteur en baleine, puis, par des mouvements de va-et-vient et de demi-rotation, imprimés à l'extracteur, j'ai amené ce fragment au dehors.

Extracteur formant cage. J'ai fait confectionner cet instrument au commencement de l'année. Il est composé de deux extracteurs simples, placés l'un dans l'autre, comme les deux tubes de ma sonde évacuatrice. On l'introduit, comme le précédent, à l'aide d'un conducteur en baleine. Lorsque le fragment se trouve placé dans l'anneau, par un quart de rotation du tube interne on enferme le fragment dans la cage. L'extraction s'en fait ensuite facilement.

(Note du docteur Guillon.)

(2) Nous devons faire remarquer que lorsque M. de Arrastia rédigeait

le brise-pierre à levier et à évacuateur de M. Guillon est préférable à ceux généralement en usage, ainsi que l'a reconnu M. Barrier, chirurgien en chef de l'hôpital de Lyon, et que le constate le mémoire adressé à l'Académie, l'année dernière, par M. le docteur Delore, son élève, mémoire que j'ai lu dans la *Revue médicale* et dans le *Moniteur des Hôpitaux*, en juin 1855.

REMARQUES.

Cette destruction de deux calculs volumineux, opérée presque sans douleur en deux séances, qui n'ont duré que quinze minutes (la première de cinq, la deuxième de dix), quoique l'un de ces calculs fût enchatonné, est un fait important qui mérite de fixer l'attention, et avec d'autant plus de raison qu'il démontre combien la manœuvre du lithotripteur de M. Guillon s'exécute facilement et rapidement.

Si ces calculs, qui étaient très-durs et ont fait souffrir M. Lopez pendant trente ans, avaient été attaqués avec les instruments généralement en usage et par un opérateur moins expérimenté, ce malade aurait pu avoir à subir un très-grand nombre d'opérations, et peut-être d'aussi nombreuses que certain calculeux dont on lisait l'histoire dans le *Moniteur des Hôpitaux*, il y a quelques mois, lequel calculeux n'a pu être débarrassé d'une pierre à peu près semblable à celle qui était libre dans la vessie de M. Lopez, qu'après *trente-deux séances de lithotritie* ou fragmentation.

Or, on le sait, les dilacérations, les contusions produites par les brise-pierre qu'on est obligé d'incliner à droite et à gauche pour saisir soit les calculs, soit leurs fragments, — les introductions trop multipliées d'instruments de métal dans la vessie, déterminent parfois des maladies qui conduisent les malades au tombeau très-rapidement, quoi qu'en disent certains praticiens qui ne savent détruire les pierres que très-lentement avec leurs instruments défectueux.

ce mémoire, qui a été adressé à l'Académie de médecine le 8 mai 1856, Amussat était en bonne santé. Il ne pouvait prévoir qu'une mort prématurée viendrait l'enlever aussi rapidement à la science et à ses nombreux amis ; aussi, quand le journal lui parviendra à Madrid, où il est actuellement, partagera-t-il tous nos regrets.

Assez souvent aussi des cystites graves et le cancer de la vessie ont été observés à la suite de lithotrities trop nombreuses et surtout de celles exécutées par ces brise-pierre fenestrés, qui sont des espèces de cisailles avec lesquelles on coupe ou contond toujours plus ou moins la membrane muqueuse et les colonnes de la vessie, en saisissant les fragments de calculs qu'ils produisent sans pouvoir opérer leur pulvérisation.

Ce sont, d'une part, ces fâcheux résultats, et d'autre part la mauvaise confection et les défauts des instruments généralement en usage qui sont cause que la destruction de la pierre dans la vessie, bien qu'ayant acquis depuis plus de trente ans droit de domicile dans la pratique chirurgicale, n'est encore employée que par un petit nombre de chirurgiens français, et que cette grave opération de la taille lui est préférée par l'immense majorité des opérateurs.

Si les sages préceptes que M. Guillon déduit des faits pratiques nombreux qu'il a observés étaient connus, la bienfaisante lithotripsie ne tarderait pas à être généralement adoptée.

Les perfectionnements que M. Guillon a introduits dans la pratique de la lithotripsie se rapportent à la situation à donner au malade, — à la manière de pratiquer l'opération — et à la confection des instruments qu'il emploie.

Ce praticien ne fait pas coucher sur un plan parfaitement horizontal les calculeux qu'il opère, ainsi qu'on le fait ordinairement. — Il fait placer sous le bassin du malade un coussin très-volumineux, afin que la pierre et les fragments tombent naturellement sur la paroi postérieure du réservoir de l'urine, près du sommet de cet organe.

En outre, au lieu d'incliner latéralement les cuillers de son lithotripteur pour saisir la pierre, M. Guillon déprime, avec le bec de la branche femelle, la paroi postérieure de la vessie, et les calculs et les fragments tombent naturellement entre les mors de l'instrument. — En agissant ainsi, on ne pince pas la membrane muqueuse de la vessie, et les opérations sont ordinairement peu douloureuses.

Le bec du lithotripteur de M. Guillon présente la courbure d'une portion de cercle assez régulier. — C'est cette courbure qui amène les calculs et les fragments naturellement au milieu de la cuiller de la branche femelle où se trouve sa plus grande largeur, quand l'instrument est bien confectionné.

Pour donner une grande force aux mors de ses lithotripteurs, sans en augmenter sensiblement le volume, M. Guillon a fait conserver sur le milieu de la face externe de chacun d'eux une côte saillante et arrondie, ce qui donne au bec de l'instrument, vu de face, la forme d'un losange dont les angles sont arrondis.

Afin de pouvoir débarrasser à volonté la cuiller de la branche femelle de la poudre lithique qui s'y trouve entassée, il a placé dans cette cuiller un double fond qu'on nomme *évacuateur* et qui permet de vider cette poudre lithique dans la vessie aussi souvent que c'est nécessaire. — Quand l'opération est terminée, on vide de nouveau, au moyen de cet évacuateur, l'instrument qui est ensuite retiré complétement débarrassé de la poudre calculeuse.

Dans le brise-pierre pour enfants, cet évacuateur est disposé de telle façon que si la branche femelle venait à se rompre pendant l'opération, il amènerait aisément le fragment au dehors. — Un fil d'argent placé dans la branche mâle servirait à extraire la cuiller de cette branche, si elle se brisait dans la vessie.

Un levier très-puissant fixé dans l'armature permet d'exécuter, en une séance de quelques minutes, la pulvérisation d'un calcul qui n'aurait pu être détruit avec les autres brise-pierre qu'en huit ou dix séances d'égale durée. — Ce levier ne peut jamais produire la rupture du lithotripteur pour adulte, parce que *des chevilles de sûreté*, dont l'une fixe ce levier dans l'armature, doivent se rompre avant que la puissance employée pour pulvériser la pierre puisse fracturer l'un de ces mors. — En outre, la pression qu'il produit, étant intermittente par force vive, ne fait avancer la branche mobile que dans l'étendue d'un centimètre au plus; on voudrait rompre cet instrument qu'on n'y parviendrait pas avec ce levier.

Les passages ci-après, que j'emprunte au travail que M. Delore, élève de M. le professeur Barrier (de Lyon), a adressé l'année dernière à l'Académie de médecine, contribueront, je crois, à fixer l'opinion des praticiens sur les

avantages que présente l'instrument avec lequel on a pulvérisé, en deux séances de quelques minutes, les deux calculs
de M. Lopez, quoique l'un d'eux fût enchatonné, calculs
qui, avec les autres brise-pierre en usage, auraient nécessité un grand nombre de séances d'égale durée, probablement une vingtaine.

« M. Guillon, dans son brise-pierre pulvérisateur, dit
M. Delore, a réalisé un important progrès, en rendant la
pression facile et très-rapide, au moyen d'un levier très-
ingénieux, bien plus puissant que l'écrou brisé, le pignon e
le volant. L'instrument de M. Guillon remplit toutes les indications que d'autres avaient vainement tenté d'atteindre. »

M. le docteur Delore termine ainsi sa deuxième observation de lithotripsie pratiquée par M. Barrier avec l'instrument de M. Guillon :

« M. Barrier, dans cette opération, eut beaucoup à se
louer du brise-pierre de M. Guillon. Il est convaincu que,
grâce à son emploi, le nombre de séances fut moindre
qu'elles n'auraient été avec un autre ; qu'il a épargné à son
malade une grande part des souffrances que causent l'entrée
et la sortie répétées des instruments ordinaires.

« L'instrument de M. Guillon est celui auquel M. Barrier
donne actuellement la préférence.

« Il présente, en effet, un grand avantage sur les autres
lithotriteurs à cuiller. Une lame d'acier, nommée *évacuateur*, existe entre la branche mâle et la branche femelle ;
elle est fixée à cette dernière, et lorsque la cuvette est en-
combrée de poussière calculeuse, on imprime à l'évacuateur
de petites secousses ; il fait alors de brusques saillies entre
les mors, et toute la poussière est rejetée dans la vessie ; de
la sorte l'instrument peut servir encore sans qu'on ait besoin
de le retirer ; on évite ainsi d'introduire fréquemment, dans
les organes urinaires, de nouveaux instruments qui pourraient enflammer et déchirer le canal ; c'était quelquefois à
grand'peine, et non sans dommage pour la muqueuse urétrale, qu'on retirait les anciens lithotripteurs à cuiller, dont
les mors étaient écartés par des débris de pierre fortement
tassés. Cet inconvénient n'existe plus ; grâce à la modification de M. Guillon, on peut toujours retirer l'instrument
parfaitement fermé.

« De plus, le lithotripteur de M. Guillon a des mors plats et larges : le calcul peut donc facilement s'y engager, sans qu'il soit nécessaire de les incliner à droite ou à gauche et vers le bas-fond de la vessie ; c'est une chance de moins de saisir les parois vésicales ou les colonnes charnues, si fréquentes chez les calculeux.

« Outre la sécurité plus grande, il offre d'autres avantages qui ne sont point à dédaigner ; on opère plus rapidement et on perd moins de temps. L'opérateur, je l'ai déjà dit, n'est point obligé de changer à chaque instant d'instrument ; de plus, il peut se passer du pignon et du marteau, qui sont avantageusement remplacés par *un levier* puissant qui fait partie de l'instrument lui-même : on évite ainsi toute secousse qui pourrait blesser la vessie. Ajoutons enfin que la forme du bec permet une pulvérisation plus complète et plus rapide qu'avec les autres lithotripteurs. »

M. Delore termine ainsi son mémoire :

« Le brise-pierre de M. Guillon a l'inconvénient peut-être d'être d'un prix plus élevé que le lithotripteur ordinaire ; mais, tandis qu'on a besoin d'avoir cinq ou six modèles de diverses grandeurs de celui-ci, avec trois instruments de M. Guillon, un petit, un moyen et un grand, on peut suffire à tous les besoins du manuel opératoire. »

CONCLUSIONS.

De ce qui précède , — de certains faits bien connus , et surtout de deux opérations de lithotripsie très-remarquables, à l'aide desquelles M. Pluyette, chef de bureau au ministère des finances, a été débarrassé, l'année dernière, de deux calculs assez volumineux enkystés dans une cellule située sur la partie antérieure de la vessie, *calculs que M. Guillon a détruits dans cette même cellule,* en présence de M. le docteur Hervez de Chégoin, qui, avec M. le professeur Jobert de Lamballe, avait constaté l'état du malade, — je crois devoir adopter les conclusions ci-après, que M. Guillon , ancien chirurgien consultant du roi, a formulées dans ses travaux sur la lithotripsie, travaux qui lui ont mérité l'honneur d'être lauréat de l'Académie des sciences, au concours Montyon, en 1847 et en 1850 (1) :

1° Avec de bons instruments de lithotripsie conduits avec habileté par une main exercée, on détruit promptement et facilement les calculs renfermés dans la vessie et on évite toujours, ou presque toujours, l'opération de la taille chez l'adulte et chez l'enfant.

2° Quels que soient le volume et la dureté d'un calcul vésical, au moyen du lithotripteur de M. Guillon on peut le pulvériser complétement en deux ou trois séances de quel-

(1) Voici ce qu'on lit dans les programmes des prix de l'Institut de France du 26 avril 1847, et du 16 décembre 1850 : c'est au nom d'une Commission composée de MM. Serres, Duméril, Magendie, Andral, Roux, Rayer, Lallemand, Milne-Edwards et Velpeau, que ce dernier s'exprimait ainsi :

« Invention heureuse, conquête importante de la chirurgie moderne, la lithotritie n'en est pas moins encore une opération sérieuse, parfois difficile, souvent dangereuse...

« Frappé des inconvénients du brise-pierre ordinaire, M. Guillon en a fait construire un auquel la Commission a reconnu plusieurs avantages. *Par le peu d'élévation de ses bords, la cuiller de cet instrument appelle en quelque sorte les corps étrangers dans sa concavité, une fois qu'il est dans la vessie.* Pour en faire agir les branches, l'auteur se sert d'un engrenage *et d'un levier* qui lui permettent d'en graduer la puissance, d'en rendre la pression continue ou intermittente et sans secousse, à volonté. Afin d'éviter le tassement des fragments broyés, M. Guillon a fixé sur la face concave de son brise-pierre une feuille d'acier qu'un mécanisme assez simple permet de soulever et de repousser. Il est ainsi facile de reprendre, de saisir, de broyer le calcul ou ses fragments un grand nombre de fois, dans la même séance, sans retirer l'instrument... qui a paru plus complet, plus franchement applicable qu'aucun autre sous ce rapport.

« Tout ce qui tend à rendre le broiement de la pierre plus prompt, plus facile et moins dangereux, a d'ailleurs tant d'importance, que la Commission propose d'accorder à M. Guillon un encouragement de 2,000 francs. »

Environ quatre ans après, une autre Commission, composée de MM. Roux, Rayer, Lallemand, Serres, Velpeau, Magendie, Duméril, Flourens et Andral, ce dernier rapporteur, disait : « M. le docteur Guillon, qui déjà, au concours de 1845, avait été récompensé pour un brise-pierre pulvérisateur, a sensiblement amélioré cet instrument ; il lui a donné une grande simplicité et une plus grande rapidité d'action ; il en a rendu en même temps l'emploi plus facile ; et, comme ces modifications ont paru à votre Commission assurer encore à cet instrument un plus haut degré de sûreté et d'utilité, elle vous propose d'accorder à M. Guillon un encouragement de 1,000 francs. »

ques minutes, tandis qu'avec les brise-pierre généralement employés il faudrait vingt ou trente lithotripsies d'égale durée pour en débarrasser le malade.

3° Avec le brise-pierre pulvérisateur pour enfant, qui, en 1850, a valu à M. Guillon la deuxième récompense que l'Académie des sciences lui a décernée, la lithotripsie est pratiquée avec autant de sûreté et plus de succès encore dans le jeune âge qu'à l'âge adulte. La destruction de la pierre dans la vessie s'effectue avec autant de sûreté chez les enfants que chez l'adulte, d'abord parce que les *chevilles* qui fixent certaines pièces du brise-pierre, et qu'on nomme *chevilles de sûreté*, doivent se rompre avant que la puissance employée puisse effectuer la rupture de ses mors; en outre, si l'une des branches de l'instrument venait à se briser dans la vessie, l'évacuateur fixé dans la branche femelle, ou le fil d'argent placé dans la branche mâle de ce lithotripteur, amènerait facilement ce fragment en dehors.

J'ose espérer que ces détails assez circonstanciés fixeront l'attention de l'Académie, et que ce mémoire pourra contribuer à populariser la bienfaisante pulvérisation des calculs d'après le procédé de M. Guillon, qui procure une guérison rapide sans exposer aux accidents et aux lenteurs qu'entraîne le morcellement, la fragmentation connue sous le nom de *lithotritie*.

Lorsque l'Académie des sciences décerna des récompenses à M. Guillon pour l'invention de ses lithotripteurs, ce praticien possédait des faits concluants, qui ont démontré, dès lors, les avantages de ses instruments pulvérisateurs et de sa manière de pratiquer la lithotripsie ; mais aucun n'était aussi remarquable que les deux que j'ai rapportés.

Le dernier fait surtout, — *cette pulvérisation de deux calculs renfermés dans une cellule située entre la vessie et le pubis, est certainement la plus remarquable lithotripsie qu'on ait pratiquée jusqu'à ce jour.* — Aussi supplions-nous M. Hervez de Chégoin de vouloir bien renseigner l'Académie sur ce fait, dans l'intérêt de la science et de l'humanité, si M. Guillon n'a pas publié cette importante observation, lorsqu'un rapport sur ce mémoire sera présenté à la savante compagnie (1.)

(1) J'espère consigner cette observation dans mon prochain fasci-

NEUVIÈME DOCUMENT.

Sur quelques faits pratiques.

Certains confrères, qui ne peuvent détruire les calculs vésicaux qu'en faisant de nombreuses séances, proclament que
cette manière de faire est la meilleure, et qu'il est puéril de
redouter la multiplicité des opérations. — Ceux qui se font
rémunérer d'autant plus que les opérations ont été plus nombreuses peuvent avoir leur raison pour agir ainsi ; mais on
l'a déjà dit, et je le répète, la saine pratique exige que les
séances soient peu nombreuses et de courte durée.

Je pourrais rapporter ici un grand nombre d'observations
de malades débarrassés de calculs vésicaux nombreux ou
volumineux en une ou deux séances de lithotripsie de
quelques minutes, au moyen de mon lithotripteur à levier
et à évacuateur, lorsque, pour obtenir le même résultat avec
le brise-pierre généralement en usage, les malades auraient
été obligés de subir dix, vingt ou trente opérations d'égale
durée.

Les avantages que présentent mes brise-pierre et ma manière de placer mes opérés étant aujourd'hui assez généralement connus, je me contenterai de reproduire ici, — avec
ce qu'on lit à la fin de la première édition de cette brochure,
— quelques passages de deux lettres que m'ont adressées
MM. Ménétrier et Vatemare, — *qui sont devenus calculeux
après avoir été prendre les eaux de Contrexeville.*

Voici ce qu'on lit dans la note de M. Ménétrier, que m'a
adressée le docteur Piron, qui demeure rue du Colisée,
n° 32 :

« Le 21 février 1859, en présence de M. Boulay (profes-
« seur à l'École d'Alfort), j'ai été opéré de deux calculs, l'un
« de 4 centimètres et l'autre de 3 centimètres de diamètre.

cule, avec l'histoire du fait pratique concernant M. le curé Petit, qui
était à Vichy en 1856, et que j'ai présenté à l'Académie des sciences,
le 17 novembre 1856, complétement débarrassé d'un calcul vésical,
très-dur, du volume d'un œuf de dinde (58 millimètres de diamètre),
et dont le poids pouvait être d'environ 150 grammes. M. le curé Petit
a été opéré en présence de M. Jobert de Lamballe, que l'Académie
des sciences avait désigné à cet effet.   GUILLON.

« Dans l'espace de cinq minutes, ils ont été broyés, sans que
« j'en eusse ressenti aucune espèce de souffrance. — Une
« seconde séance eut lieu le 3 mars, pour faire la visite de
« la vessie, dans laquelle il était resté un fragment de la gros-
« seur d'un haricot, et qui a été broyé avec la même adresse
« que les autres. Depuis cette seconde opération , je me
« porte parfaitement et je n'ai qu'à me féliciter des bons
« soins que m'a donnés M. Guillon. »

J'ai fait cette seconde opération en présence du docteur
Piron et nous sommes convenus que, pour prévenir autant
que possible la formation de nouveaux calculs, M. Ménétrier
irait prendre les eaux à Vichy, les détritus de ses pierres
étant un mélange d'urates et de phosphates ; et parce que,
avant qu'il allât à Contrexeville, il rendait souvent des sables
rouges.

A la date du 24 mai 1860, M. Vatemare, directeur fondateur du système d'échange international scientifique, lit-
téraire et agricole, m'adressa une lettre dans laquelle on lit
ce qui suit :

« Mon cher docteur,

« J'attribue l'origine de mes souffrances aux fatigues que
« m'ont occasionnées l'exposition universelle de 1855 et l'ex-
« position d'agriculture de 1856. Le jour même de la clôture
« de l'exposition de 1856, je me reconnus atteint d'une hé-
« maturie ; quelques jours après parurent des mucosités.

« Sur le conseil de M. Dubois, je me décidai, en 1858, à
« consulter un de ses amis, spécialiste (M. Civiale). Je me
« livrai à son examen, et, après une recherche approfondie
« avec une sonde d'argent, il me déclara que je n'étais af-
« fecté que d'une inflammation de la prostate et du col de
« la vessie. Mes souffrances devinrent tellement violentes que
« je fus obligé de garder le lit pendant trois semaines. Je ne
« considérais d'ailleurs cette affection que comme un simple
« catarrhe qui devait tôt ou tard disparaître de lui-même.

« En 1859, je me décidai à me rendre à Contrexeville.
« L'usage des eaux ne fit qu'accroître mes souffrances,
« je revins plus malade que jamais et dès mon arrivée à
« Paris, au commencement de septembre 1859, je pris le
« lit, que je ne quittai plus depuis lors, accablé que je fus

« par des accidents de toute nature, rhumatisme aigu, éré-
« sipèle phlegmoneux, etc., etc. J'en vins peu à peu à un
« état de marasme qui fit croire à ma famille que ma der-
« nière heure était venue.

« Heureusement pour moi, le docteur Lethière engagea
« ma femme à réclamer vos bons soins. Vous savez le reste.
« Mais ce que je ne veux pas laisser ignorer, ce que je dirai
« à qui voudra l'entendre, c'est d'abord ma profonde admi-
« ration pour l'habileté et la rapidité avec lesquelles vous
« m'avez opéré, puisqu'en quatre minutes et demie vous
« m'avez broyé huit pierres. »

Depuis l'époque où M. Vattemare m'a adressé cette lettre,
j'ai pratiqué deux autres séances de lithotripsie, l'une de
cinq minutes et la dernière de quatre, pour réduire en poudre les fragments qui étaient restés. La dernière a eu lieu
le 30 juin 1860, et le surlendemain, M. Vattemare, ne sen-
tant plus rien dans la vessie et jouissant d'une santé parfaite, reprit ses occupations habituelles (1).

La déclaration ci-après de M. Jackson, que j'ai opéré en
présence de son médecin, M. le docteur Bayard, mais surtout les vingt-sept opérations subies par le général Préval,
suffiront, je crois, pour démontrer à mes confrères les
avantages que présentent mes lithotripteurs, et ma manière
de placer mes opérés pour rendre prompte et facile la pulvérisation des calculs vésicaux.

Voici ce que M. Jackson écrivait de Vichy, le 26 juillet
1856, à M. Ruff... de Saint-Etienne : « Comme vous m'avez

(1) J'appelle l'attention de nos confrères sur cette déclaration « *que
« l'usage des eaux de Contrexeville ne fit qu'accroître les souffrances de
« M. Vattemare , qui revint plus malade à Paris.* » D'abord parce que
le docteur Lenoir, qu'une mort prématurée vient d'enlever à la science
et à ses nombreux amis, attribuait le *développement de l'affection calculeuse qui l'a conduit au tombeau* à ce qu'il avait été prendre les eaux de
Contrexeville *lorsque ses urines déposaient de l'acide urique*, au lieu de
continuer les eaux de Vichy, dont il s'était toujours bien trouvé. En
outre parce que le professeur Antoine Dubois, qui avait été à Contrexeville avant de devenir calculeux, m'a dit avoir rendu, pendant
qu'il prenait les eaux, une grande quantité de graviers, *ces eaux en
ayant déterminé la formation.* « J'ai rendu beaucoup de graviers à
« Contrexeville, disait-il, parce que, pendant que j'y suis resté, *il s'en*
« *est formé beaucoup.* »

« parlé de vos souffrances par la pierre, je viens vous entre-
« tenir de ce qui m'est arrivé.—Depuis longtemps je souffrais
« beaucoup pour uriner ; généralement, après un exercice un
« peu long, et surtout en voiture, j'urinais du sang.—J'avais
« beau consulter mon médecin de Saint-Chamond, lorsque
« j'y fus pour notre réunion générale, ainsi que mon méde-
« cin de Paris, suivre un traitement, me soigner ; rien n'y
« faisait. A la fin , mon médecin de Paris me conseilla d'al-
« ler trouver le docteur Guillon, et me faire sonder pour en
« avoir le cœur net. Après quelques jours de préparation ,
« il déclara, à mon grand étonnement, que j'avais la pierre ;
« et quelques jours plus tard cet habile opérateur, en cinq
« minutes, a parfaitement broyé et pulvérisé quatre pierres
« que j'avais depuis quelques années, et cela sans la moindre
« douleur.

« Son instrument, dont il est l'inventeur, n'est peut-être
« employé que par lui, car partout j'entends parler de dou-
« leurs atroces qui obligent le malade à être opéré dix,
« quinze ou vingt fois.

« M. Guillon est revenu trois jours après pour examiner
« s'il me restait quelques fragments ; mais il n'a rien trouvé,
« et me déclara guéri.—En effet , depuis le moment de l'o-
« pération, je n'ai rien senti, et je jouis d'une excellente
« santé...

« Signé : WILLIAM JACKSON. »

En rappelant les séances nombreuses que font certains
opérateurs, M. Jackson faisait allusion à douze opérations
pratiquées par M. Civiale à M. Della-Costa, dont le traitement avait duré six mois, et qui aurait pu, lui disait-il, être
guéri en une seule séance, si M. Civiale avait employé mon
brise-pierre pour l'opérer.

Le fait ci-après me paraît pouvoir confirmer l'opinion exprimée devant moi, à M. Della-Costa, par M. Jackson.

III. —M. le général de division, comte Préval, sénateur,
avait eu une première fois la pierre , dont il fut débarrassé
par M. Civiale, au moyen de nombreuses séances de lithotritie.

De nouveaux calculs s'étant formés cinq ans plus tard, il
s'adressa à feu Pasquier, qui les lithotritia.

En 1848, de nouvelles pierres faisant souffrir horriblement M. le général Préval, il vint réclamer mes soins, Pasquier étant à cette époque en Algérie avec le prince de Joinville et le duc d'Aumale.

La veille et l'avant-veille, il avait rendu plusieurs petits calculs; mais d'autres, engagés dans le col de la vessie et fermant l'orifice interne de l'urètre, lui causaient de si vives douleurs, qu'il insista pour que je l'opérasse immédiatement chez moi.

Deux opérations de lithotripsie de cinq minutes, et une troisième de trois minutes, pratiquées dans mon cabinet, à quelques jours d'intervalle, l'ont complétement débarrassé de ses pierres, qui étaient très-nombreuses.

Quoique je lui eusse, par prudence, recommandé un repos complet,—le soir, après la première séance, il se rendit à l'Opéra, où il resta jusqu'à minuit. Et après la troisième il assistait à un dîner splendide, où il se conduisit en homme jouissant d'une santé parfaite. Lorsque le lendemain je lui reprochai ses imprudences, sa réponse fut celle-ci : « Mon « cher docteur, vos opérations ont été beaucoup moins dou- « loureuses que ne l'était l'introduction de ma sonde, quand « il fallait y recourir pour uriner. Pourquoi, alors, m'im- « poser des privations dont je peux me dispenser? Songez « que je suis septuagénaire et que je tiens à compenser, au- « tant que je le pourrai, les privations que j'ai éprouvées en « faisant la guerre, etc., etc... »

En 1852, le général, ne voulant suivre aucun régime pour empêcher autant que possible la formation de nouvelles pierres, devint calculeux une quatrième fois.

Comme je n'étais pas à Paris à cette époque, il réclama les soins de M. Civiale, qui lui fit *vingt-sept opérations* avec ses instruments droits.—Des abcès et plusieurs accidents se déclarèrent, et huit jours après la vingt-septième séance, IL SUCCOMBA,—le 19 janvier 1853.

D'après les détails qui m'ont été donnés, je suis porté à croire que quelques séances de lithotripsie auraient suffi à M. Civiale pour débarrasser le général de ses calculs, s'il avait employé mon brise-pierre.

Ce fait comparatif me paraît assez concluant pour empê- cher M. Civiale d'imposer à ses successeurs l'obligation d'adopter ses lithotripteurs et pour le décider à donner actuellement la préférence à mon brise-pierre à levier et à évacuateur.

Puisque mes succès en *stricturotomie* ont déterminé mon très-habile confrère à adopter cette méthode de traitement, ainsi que mon instrument pour inciser les strictures de l'urètre ; la destruction des calculs de M. le comte Préval, *en trois séances de lithotripsie*, comparée aux conséquences funestes qu'ont entraînées ses vingt-sept opérations de lithotritie avec ses instruments droits, cette destruction rapide, dis-je, doit le déterminer aujourd'hui à adopter aussi mes lithotripteurs et ma manière de pratiquer la lithotripsie.

Si les chirurgiens ont *un intérêt* à faire des opérations *nombreuses*, en suivant les préceptes de M. Civiale, les malades ont un intérêt opposé, et d'autant plus grand que la multiplicité des séances de *lithotritie* entraîne parfois de fâcheux résultats, ainsi que le fait relatif au général Préval en fournit la preuve.

—

APPEL A L'ACADÉMIE DE MÉDECINE

CONTRE UNE DÉCISION ERRONÉE.

> « L'Académie crut devoir consulter des
> « jurisconsultes éminents. La question fut
> « examinée, et de cet examen résulta *la*
> « *conviction qu'il était impossible de son-*
> « *ger à diviser le prix d'Argenteuil.* »
> (M⁰ CHAIX-D'EST-ANGE, avocat de l'Académie
> impériale de médecine.)

MESSIEURS,

La commission du concours Barbier, de la deuxième période (1859), a renvoyé au concours d'Argenteuil, de 1856 à 1862, les travaux que je lui avais adressés sur la stricturotomie, au moyen de laquelle on guérit complétement les rétrécissements urétraux autrefois réputés incurables ; et ce renvoi a été prononcé un mois après la publication du rapport, ou plutôt du jugement de M. Laugier, qui a exclu ces mêmes travaux du concours d'Argenteuil de 1850 à 1856, auquel ils avaient été renvoyés une première fois par la commission Barbier de la première période (1858) (1). Je dois donc considérer ce nouveau renvoi de mes travaux au concours d'Argenteuil, par la commission Barbier de 1859 (2), comme une protestation de cette commission contre le jugement de M. Laugier à mon égard.

En conséquence, et comme M. Laugier a divisé en six portions inégales le prix d'Argenteuil, en excluant du concours le tiers des prétendants, je viens, au nom des compétiteurs injustement exclus du concours d'Argenteuil, de 1850 à 1856, appeler de son jugement à l'Académie elle-même, à l'Académie mieux informée ; je lui demande d'annuler ce jugement.

L'aréopage scientifique qui a mission de décerner le prix d'Argenteuil, en entier, peut-il maintenir le jugement qui l'a fait partager en six, lorsque, pour arriver à ce morcellement, on a évincé le tiers des concurrents ?

(1) MM. Cruveilhier, Lévy, Mélier, Barth, et Jolly, rapporteur.
(2) Composée de MM. Rayer, Mélier, Grisolle, Nélaton et Michel Lévy.

Pour vous convaincre, messieurs, que ce que je réclame de vos sentiments d'équité est un acte de justice, il vous suffira de lire le rapport de M. Laugier (XXIIIᵉ volume des *Mémoires de l'Académie de médecine*, publié en novembre 1859). Cette lecture vous fera connaître :

1° Que ce jugement scientifique, au lieu de favoriser le progrès, l'entrave par les conditions étranges qu'il impose aux concurrents.

2° Que M. Laugier a fait diviser en six portions inégales un prix qui devait être décerné entier au plus méritant des vingt-cinq compétiteurs qui le briguaient.

3° Qu'en agissant de la sorte, M. Laugier s'est mis en opposition formelle avec la décision prise par l'Académie de médecine au sujet du concours d'Argenteuil de la première période, sur une consultation demandée au bâtonnier des avocats, Mᵉ Paillet. Cet éminent jurisconsulte avait établi que le prix d'Argenteuil ne pouvait être divisé ainsi que le voulait la commission dont M. Bégin était alors le rapporteur.

4° Que M. Laugier n'a tenu compte ni du règlement académique ni des clauses de la fondation. L'article 85 du règlement est ainsi conçu : « Les prix résultant de dons par- « ticuliers, qui pourront être faits à l'Académie, *seront* « *décernés suivant l'intention des donateurs.* »

La fondation du marquis d'Argenteuil est instituée en ces termes :

« Je lègue à l'Académie de médecine la somme de « 30,000 francs pour être placée, avec les intérêts qu'elle « produira du jour de mon décès, en rente sur l'Etat, *dont* « *le revenu cumulé sera donné, tous les six ans, à l'auteur* « *du perfectionnement le plus important* APPORTÉ *pendant* « *cet espace de temps aux moyens curatifs du rétrécissement* « *du canal de l'urètre.* Dans le cas, mais dans le cas seule- « ment où, pendant une période de six ans, cette partie de « l'art de guérir n'aurait pas été l'objet d'un perfectionne- « ment assez notable pour mériter le prix que j'institue, « l'Académie pourra l'accorder à l'auteur du perfectionne- « ment le plus important apporté durant ces six ans au trai- « tement des autres maladies des voies urinaires. »

5° Que ce morcellement du prix d'Argenteuil semble

avoir été inspiré par le désir d'amoindrir sa portée scientifique, et pour empêcher que celui qui le recevrait entier n'at-
tirât l'attention publique au détriment de certains confrères
à la fois juges et parties.

On dit que ce rapport est l'œuvre de M. Laugier seul, les
membres de la commission n'y étant pas désignés, contrairement à l'usage, et l'on ajoute qu'il n'a été adopté que lorsque MM. les académiciens, *réunis en séance extraordinaire,
n'étaient plus qu'au nombre de neuf, nombre insuffisant pour
que leur décision fût valable.*

Or, permettez-moi de vous le faire remarquer, messieurs,
ce serait là de graves irrégularités qui annuleraient toute
décision et dont la constatation me paraît devoir intéresser
la dignité de la science et de votre illustre compagnie qui la
représente, car il n'y a pas une morale pour le monde et une
autre pour l'Académie, et la plus morale de toutes les mo-
rales est celle qui enseigne le respect des volontés des tes-
tateurs qui se sont inspirés de pensées philanthropiques
comme celles que M. d'Argenteuil a formulées dans son testament.

Le morcellement du prix en six parts inégales n'aurait pas
pu être effectué si on n'avait pas exclu du concours celui des
compétiteurs qui avait le plus de titres à cette distinction
scientifique, et si, par une fausse interprétation du testament
de M. d'Argenteuil, l'habile rapporteur n'avait pas réduit à
seize le nombre des compétiteurs qui était de vingt-cinq.

Le marquis d'Argenteuil ayant exprimé, dans son testament, que le prix qu'il a institué *serait donné, tous les six
ans, à l'auteur du perfectionnement le plus important* AP-
PORTÉ, *pendant cette période sexennale, aux moyens curatifs des rétrécissements de l'urètre,* M. Laugier a prétendu
que le mot APPORTÉ était SYNONYME du mot INVENTÉ, et,
à l'aide de cette subtilité, il a commencé par évincer le tiers
des concurrents; puis, pour rendre plus facile à ses successeurs le morcellement des prix, il voudrait obliger les futurs
compétiteurs à présenter au concours d'Argenteuil leurs
perfectionnements *à l'état d'ébauche,* et avant que l'expérience ait pu en démontrer la valeur, si ces perfectionnements sont inventés à la fin de la période sexennale, ce qui
est évidemment contraire aux intentions du fondateur.

Or, je dois le rappeler, plusieurs fois j'ai fait remarquer à M. Laugier que, par ces mots : *perfectionnement* APPORTÉ *aux moyens curatifs*, M. d'Argenteuil avait indiqué *que les perfectionnements pour mériter le prix doivent être acquis à la pratique chirurgicale par* UNE EXPÉRIENCE SUFFISANTE, et être adoptés par plusieurs praticiens pendant la période sexennale; mais, vous le savez, messieurs, il n'y a pas de pire sourd que celui qui ne veut pas entendre.

Il convient, avant tout, d'apprécier comme elles doivent l'être les bases des concours d'Argenteuil posées dans le rapport de la commission de la première période (1), et de comparer les étranges préceptes formulés par M. Laugier dans son rapport avec ceux qui sont établis dans le rapport de M. Gerdy :

I

Le concours d'Argenteuil est essentiellement érapeutique.

Voici en quels termes M. Gerdy s'exprime aux deux premières pages de son travail, *après avoir rappelé le texte du testament de M. d'Argenteuil et le programme du concours :*

« *La volonté du testateur est de récompenser l'auteur du* « *perfectionnement le plus important imaginé pour la cure* « *des rétrécissements de l'urètre*, ou au moins pour la cure « des autres maladies des voies urinaires.

« *Le sujet du concours est donc essentiellement thérapeuti-* « *que*, et la commission ne peut vous proposer de couron- « ner un travail de pathologie ou de diagnostic.

« Par cela même que le sujet du concours est essentielle- « ment thérapeutique, il ne suffit plus, pour apprécier le « mérite des travaux des candidats, d'en lire l'exposition et « de juger; il faut absolument faire expérimenter chacun « des candidats sur des malades qui ont leur confiance ; *il* « *faut suivre leurs procédés depuis le commencement de la* « *cure jusqu'à la guérison, et même longtemps après, pour* « *apprécier les effets curatifs de chaque traitement, sa valeur,* « ET SA RADICALITÉ CURATIVE, *s'il y a lieu.*

____

(1) Commission composée de MM. Rayer, Blandin, Bouillaud, Cloquet, Gaultier de Claubry, Gimelle, Hervez de Chégoin, Malgaigne, et Gerdy, rapporteur.

« Vous le voyez, messieurs, pour bien remplir une sem-
« blable mission, *il faudrait des années d'étude et d'observa-*
« *tion, car ce n'est qu'avec des années qu'on peut connaître*
« *les effets consécutifs éloignés des traitements, et jusqu'à*
« *quel point ils guérissent solidement et radicalement.*

« Malheureusement la commission actuelle a succédé à
« une première commission qui avait absorbé une partie
« du temps nécessaire aux travaux dont la seconde se
« trouve chargée accidentellement (cette première voulait
« partager le prix en quatre portions inégales) ; cependant
« l'époque d'un nouveau concours du prix d'Argenteuil ap-
« proche, et nous sommes obligés de prononcer sur celui-ci
« *sans avoir pu multiplier assez nos recherches et observer*
« *assez longtemps les malades opérés par les compétiteurs,*
« *pour apprécier, au juste et d'une manière définitive,* la va-
« leur des procédés mis en pratique sous nos yeux. »

Après avoir formulé ses appréciations des travaux des
candidats, M. Gerdy termine ainsi à la page 29 :

« *Conclusion.* Bien que le concours au prix de M. d'Ar-
« genteuil ait fait éclore des germes utiles pour l'avenir, et
« des travaux nombreux dont on recueillera sans doute bien-
« tôt les fruits, LA COMMISSION N'A PAS PU EXPÉRIMEN-
« TER PENDANT ASSEZ LONGTEMPS *les nouveaux procédés*
« de plusieurs des compétiteurs, pour reconnaître évidem-
« ment celui qui l'emporte sur les autres, et pour se prononcer
« d'une manière définitive, absolue, sur la valeur de cha-
« cun de leurs travaux.

« En conséquence, et malgré les vifs regrets qu'elle en
« éprouve, *la commission a l'honneur de proposer à l'Aca-*
« *démie* DE NE PAS DONNER LE PRIX D'ARGENTEUIL, *et de*
« *se borner à mentionner très-honorablement,* ET PAR OR-
« DRE ALPHABÉTIQUE, M. Béniqué, pour les règles pruden-
« tes qu'il a proposées pour la dilatation des rétrécisse-
« ments urétraux; M. Guillon, pour ses bougies en baleine,
« et pour la pratique de l'incision des rétrécissements durs
« et non dilatables; etc., etc. »

Vous le voyez, messieurs, pour M. Gerdy, le concours
d'Argenteuil est essentiellement thérapeutique, et il faut,
pour apprécier la valeur d'une méthode de traitement, un

temps fort long ; aussi a-t-il ajourné plusieurs concurrents
pour insuffisance d'expérimentations.

Dans ce qui suit, vous verrez que M. Laugier, rapporteur du concours de 1850 à 1856, a tenu un langage tout à
fait opposé ; et quoique le rapport de M. Gerdy, adopté par
votre illustre compagnie le 26 février 1850, contienne les
réserves clairement indiquées précédemment, et en faveur
des concurrents, le chirurgien, juge et partie, n'a pas voulu
admettre ces réserves, bien qu'elles soient consignées dans
votre bulletin du 15 juin 1850.

II

*Etranges conditions imposées aux concurrents. — Fausse
interprétation du testament d'Argenteuil.*

*M. Laugier,
du concours
de 1850 à 1856
en disant :
Il est trop tard,
bien que
M. Gerdy
m'ait ajourné
en 1850
en disant :
Il est trop tôt.*

Le rapport, ou plutôt le jugement de M. Laugier sur le
concours d'Argenteuil de la troisième période, commence
en ces termes (page LIII du XXIII⁰ volume de vos Mémoires
académiques) :

« La commission du prix d'Argenteuil, pour la période de
« six années, commencées en 1851 et terminées en 1856,
« vous apporte aujourd'hui le résultat de son travail. »

Ces quelques lignes renferment une première erreur. Ce
n'est pas en 1851 que s'ouvrait la période sexennale, mais
bien le 22 septembre 1850, pour finir à pareille époque en
1856.

Puis, d'un ton magistral, M. le rapporteur continue ainsi :

« Il importe que désormais *votre juridiction soit fixée sur
« les conditions d'admission au concours, et que chacun soit
« BIEN ET DUMENT AVERTI DE LA RÈGLE ETABLIE pour
« toute invention ou publication que son auteur adresse à la
« commission chargée d'adjuger le prix...* »

A la page LIV, après avoir rapporté le passage du testament de M. d'Argenteuil, que j'ai reproduit (page 2),
M. Laugier, considérant le mot APPORTÉ *comme* SYNONYME
du mot INVENTÉ, ajoute :

« Voilà qui est bien entendu : chaque commission, nom
« mée par l'Académie pour le prix d'Argenteuil, répond à

« une période de six années, pendant laquelle a pu être
« *apporté* un perfectionnement notable aux moyens cura-
« tifs des rétrécissements de l'urètre. Il faut, pour obtenir
« le prix, que ce perfectionnement *soit déclaré le plus im-*
« *portant dans cette période;* ce n'est, enfin, qu'à défaut
« d'un perfectionnement du traitement des rétrécissements
« urétraux assez grand pour être couronné, que l'Académie
« pourra accorder le prix à l'auteur du perfectionnement le
« plus important *apporté* durant ces six années au traite-
« ment des autres maladies des voies urinaires.

« L'intention évidente du testateur (dit M. Laugier dans
« ce français que je reproduis textuellement) *a été de tenir*
« *en haleine le génie* investigateur des chirurgiens, et d'ap-
« peler SON ATTENTION CONTINUE, par la perspective
« d'une récompense périodique, sur le traitement de la
« cruelle affection qui, dit-on, avait *abrégé* SA *vie : il a*
« *voulu* diriger, encourager et récompenser les travailleurs
« actuels ; *les comprendre, à mesure que le temps marche,*
« *dans des périodes distinctes,* sans permettre à chacune
« d'empiéter sur la suivante qu'*autant que cela serait néces-*
« *saire pour la réalisation d'une nouvelle méthode de traite-*
« *ment.*

« Par contre, il n'a pas eu pour but d'accorder des prix
« successifs dans un ordre chronologique tel, que celui des
« compétiteurs qui aurait le plus approché du prix, dans un
« concours, pût à son tour le recevoir au concours suivant,
« sans avoir modifié heureusement son premier travail, car
« il aurait ainsi grevé l'avenir qu'il voulait rendre fécond ;
« il aurait repoussé peut-être ce perfectionnement impor-
« tant qu'il aurait eu en vue d'amener ; IL AURAIT MÊME,
« *si l'on y fait bien attention,* AUTORISÉ L'ACADÉMIE A
« DÉSAVOUER SON PRÉCÉDENT JUGEMENT ; *il aurait*
« *effacé, d'un trait de plume, ce qu'il venait de formuler en*
« *termes si précis.* »

Page LV : « Il a prétendu, au contraire, qu'à chaque pé-
« riode nouvelle de six années, *de nouveaux travaux, ou*
« *des travaux déjà ébauchés, mais achevés cette fois,* des pro-
« cédés déjà connus, *mais rendus neufs par des modifica-*
« *tions notables,* fussent offerts au concours, et pussent ob-
« tenir le prix, *à la condition d'être un perfectionnement.*

« C'est faute d'avoir compris cette vue du testateur que des
« compétiteurs ont adressé à l'Académie leurs anciens mé-
« moires non modifiés, leurs anciennes méthodes restées in-
« complètes. De là cette quantité de notes, de mémoires, et
« même de livres écrits et envoyés, dans l'espoir du prix
« d'Argenteuil, *qui encombrent* les cartons de l'Académie,
« et dont la masse est destinée à s'accroître sans mesure, *si,*
« *à l'exemple de la commission actuelle*, l'Académie ne s'at-
« tache pas strictement à la lettre comme à l'esprit du testa-
« ment.

« Dans l'application du principe invoqué par la commis-
« sion, il reste sans doute plus d'une difficulté que des
« esprits subtils ne manqueraient pas de grossir encore.

« *La méthode née la veille de l'ouverture d'un concours*
« *sera-t-elle donc trop vieille pour le lendemain ?*

« *Celle qui a pris naissance le jour qui précède sa clôture*
« *n'a pas assez vécu pour être admise par lui, et, n'apparte-*
« *nant pas à la période suivante, elle sera donc rejetée à ja-*
« *mais par une application trop arithmétique du principe ?*
« Et si cette méthode s'appelait la *lithotripsie*, par exem-
« ple, ni les intentions du testateur ni la justice ne seraient
« satisfaites !

« Messieurs, avec de la bonne foi et du bon sens, ce sont
« là des difficultés dont on vient à bout. »

Puisque M. Laugier a déclaré que M. d'Argenteuil a autorisé l'Académie à désavouer un précédent jugement, il ne
sera pas étonné, messieurs, si vous annulez et désavouez son
jugement qui a fait diviser en six portions inégales un prix
qui devait être décerné au seul auteur du perfectionnement
le plus important *apporté* aux moyens curatifs des rétrécissements du canal de l'urètre.

M. le rapporteur parle de bonne foi, et il repousse du
concours le tiers des concurrents afin de morceler aisément
le prix qui devait être décerné en entier au plus méritant des
vingt-cinq compétiteurs. Il repousse par la même fin de non-
recevoir une méthode de stricturotomie ajournée en 1850
pour insuffisance d'expérimentation, et qui lui avait été renvoyée par la première commission du prix Barbier. Il la
repousse, bien que cette méthode de traitement procure la
guérison de l'espèce de rétrécissement dont M. d'Argenteuil

était affecté ; il la repousse lorsqu'elle est acquise à notre chirurgie française, et que l'expérience a complétement démontré qu'elle constitue un progrès important, et très-important.

M. Laugier a pensé et décidé qu'une méthode de traitement née la veille de l'ouverture du concours pourrait être rejetée le lendemain comme trop vieille ! Et cependant il aurait dû croire que M. d'Argenteuil n'avait jamais pu supposer qu'une interprétation aussi erronée, aussi opposée à ses intentions, serait donnée à sa fondation philanthropique.

Quel est l'homme doué d'un peu de jugement qui osera présenter à l'Académie, et comme un perfectionnement en thérapeutique, un moyen, s'il ne l'a pas suffisamment expérimenté auparavant ? On le sait, il faudra parfois au praticien de province, qui ne voit que rarement des affections des voies urinaires, un temps assez long pour que l'expérience prononce sur le moyen dont il a compris la valeur, et qui pourrait lui être enlevé par quelque *emprunteur* s'il ne l'expérimentait avec certaine précaution.

Page LVI : « Les rétrécissements de l'urètre, ajoute M. le « rapporteur, sont une maladie si commune que QUELQUES « MOIS *peuvent suffire à une méthode nouvelle* pour prouver « son existence ET SON UTILITÉ. »

Un semblable raisonnement m'a paru tellement incroyable de la part d'un professeur de clinique chirurgicale que j'ai dû relire ces lignes plusieurs fois pour croire qu'elles exprimaient sa pensée. Les récidives étant fréquentes après certains traitements, aucun chirurgien, ayant acquis une certaine expérience, ne croira que quelques mois suffisent pour trancher la question des récidives, lorsqu'il s'agit de ces rétrécissements urétraux durs et anciens, auxquels on voudrait opposer une autre méthode de traitement que la stricturotomie.

On le voit, M. Laugier est ici en opposition formelle avec M. Gerdy, dont le rapport a été adopté par l'Académie, en 1850, rapport dans lequel il est dit, avec juste raison : « *qu'il* « *faut des années d'études et d'observation pour connaître les* « *effets consécutifs éloignés des traitements, et jusqu'à quel* « *point ils guérissent solidement et radicalement.* »

Pour démontrer qu'il faut parfois un temps fort long afin d'apprécier à sa juste valeur un procédé chirurgical, il me suffira de rappeler les trois phases de l'urétrotomie de M. Reybard.

M. Gerdy, rapporteur du concours de la première période (1838-1844), trouva le procédé tellement dangereux, qu'il n'a pas osé le recommander aux praticiens, ainsi qu'on le verra plus loin.

M. Robert, rapporteur du concours de la deuxième pé-riode (1844-1850), a trouvé le procédé de M. Reybard telle-ment bon, qu'il a fait décerner le grand prix à son auteur en 1852.

Cependant, peu de temps après, *ce même procédé* était re-jeté comme homicide...

Ce simple exposé, messieurs, démontre que M. Laugier manquait de mémoire quand il a écrit que « quelques « mois peuvent suffire à une méthode nouvelle *pour prou-* « *ver son utilité.* »

« Le testament du marquis d'Argenteuil, continue M. le « rapporteur, part de cette pensée : qu'à l'époque de *sa* « *mort* les méthodes de traitement des rétrécissements de « l'urètre sont insuffisantes et ont besoin d'un grand per- « fectionnement.

« Peut-on songer alors à récompenser comme tels des « moyens curatifs contre l'insuffisance desquels la voix du « testateur s'élevait en appelant un meilleur avenir pour « l'humanité? Il ne pouvait être question que de perfec- « tionnements ultérieurs. A plus forte raison cette règle « est-elle applicable aujourd'hui.

« C'est après avoir posé ces principes que la commission « actuelle a dû rejeter de son examen toute méthode de « traitement évidemment antérieure à 1850, *et particulière-* « *ment celle qui avait été un objet d'étude par la commis-* « *sion précédente.* Elle aurait pu admettre des inventions « récentes *un peu antérieures* A SA CONSTITUTION, mais « elle n'a pas eu occasion de le faire. Tous les candidats « éliminés pour cause de déchéance fondaient leur espoir « sur des travaux d'une antériorité flagrante. »

M. Laugier ne s'est pas aperçu, en écrivant ce qui précède, qu'il attribuait au marquis d'Argenteuil des intentions ridicules.

La voix du testateur ne pouvait s'élever que contre l'insuffisance des moyens employés sur lui par M. Civiale : c'est-à-dire contre la dilatation et la cautérisation. Ce philanthrope ne pouvait désigner ceux qu'il ne connaissait pas...

Il faut en convenir, à quelque chose malheur est bon. Probablement M. d'Argenteuil n'aurait pas fondé ce prix s'il était venu réclamer mes soins, ainsi que Cullerier neveu le lui avait conseillé deux fois, parce que je l'aurais débarrassé, à l'aide de la stricturotomie, des rétrécissements fibreux qui l'ont rendu très-malheureux pendant les derniers mois de sa vie.

A la page XCVIII, M. Laugier s'exprime ainsi :

« Nous voici arrivés, messieurs, à une des difficultés que
« nous a créées le marquis d'Argenteuil; IL N'A SUPPOSÉ
« *que deux cas possibles : la récompense totale au perfec-*
« *tionnement apporté à la thérapeutique des rétrécissements*
« *de l'urètre, et à son défaut* LE PRIX ENTIER *au perfec-*
« *tionnement du traitement des autres maladies des voies*
« *urinaires.*

« Il n'a pas songé que, dans la voie des découvertes, il y a
« des efforts à encourager, car les efforts sont les premiers
« pas, et souvent les jalons du génie. Mais l'Académie
« comprendrait bien mal son rôle suivant nous; elle com-
« prendrait même très-inexactement les véritables inten-
« tions du testateur qui a voulu le progrès, *si elle ne prenait*
« *pas sur elle* de fractionner en encouragements proportion-
« nels à l'importance des résultats obtenus une somme qu'il
« serait injuste *aujourd'hui* de donner à un seul. »

Puisque M. le rapporteur reconnaît que M. d'Argenteuil *n'a admis que deux cas possibles de récompense*, et de récompense totale, il aurait dû comprendre que le philanthrope marquis tenait à ce que ses largesses ne ressemblassent pas à des aumônes!

« Nous ne désavouons pas, dit-il, le passé et ce que l'A-
« cadémie a fait au dernier concours : ce ne serait pas le
« rapporteur actuel qui pourrait l'en blâmer, puisqu'il était
« l'un des membres de la commission, mais nous croyons

« que, dans d'autres circonstances, elle peut faire autre-
« ment.

« La commission du prix d'Argenteuil a donc résolu de
« vous proposer de distribuer la somme de 12,000 francs
« en récompenses et en encouragements. »

M. Laugier n'a respecté ni les volontés du fondateur, ni
l'article 85 du règlement académique, en ne donnant pas le
prix tout entier au plus méritant des vingt-cinq compétiteurs
qui le briguaient.

Puisque M. Laugier s'applaudissait, en 1858, d'avoir contribué à faire décerner en 1852 le grand prix à M. Reybard,
de Lyon, pour un procédé d'incision intra-urétrale appartenant à la période de 1838 à 1844, et totalement abandonné
aujourd'hui comme procédé meurtrier, l'équité lui prescri-
vait de conserver au concours ma stricturotomie, appartenant à la même période, et généralement adoptée aujour-
d'hui, même par des juges du concours qui la rejetaient
autrefois.

M. Laugier ne pouvait, sans être injuste, m'exclure du
concours d'Argenteuil : mes droits étaient réservés dans le
rapport de M. Gerdy, qui a fait supprimer le prix d'Argenteuil de la première période, le 26 février 1850, les fonds
qui le constituaient ayant été placés chez un banquier qui,
à cette époque, était en déconfiture.

Or, voici ce qu'on lit dans ce travail, à la page 16 :

« M. Guillon ne se présente au concours que pour
« le traitement des rétrécissements fibreux abandonnés
« comme incurables par les autres praticiens. S'il remplis-
« sait la difficile mission qu'il s'est si courageusement impo-
« sée, *nous sommes obligés d'en convenir, nul ne l'égalerait.*
« Son ardeur ne lui a-t-elle pas fait illusion? Nous ne sau-
« rions le dire, par suite de nos troubles civils. » (Il aurait
pu ajouter : et du choléra, qui, en 1849, m'a rendu fort cir-
conspect), « il n'a pu trouver de malade à opérer devant
« nous, et la commission ne peut se prononcer d'après ce
« qu'elle a vu. »

« Cependant, ajoute M. Gerdy, M. Guillon est venu le
« 22 janvier 1850 nous offrir d'opérer un malade devant la
« commission ; mais alors, pressée par vous de clore les
« travaux du concours, la commission avait pris sa déci-

« sion et ne discutait plus que la rédaction de son rapport.
« IL ÉTAIT TROP TARD.

« Quoi qu'il en soit, M. Guillon commence par dilater les
« rétrécissements au moyen de bougies en baleine, à poin-
« tes filiformes et à renflements successifs, de plus en plus
« gros. Tantôt une, tantôt deux suffisent pour ouvrir une
« voie suffisamment large au stricturotome. Cet instrument
« étant introduit, le chirurgien le fait agir d'arrière en
« avant et incise autant que possible la stricture dans toute
« son épaisseur et sans la dépasser; ensuite il introduit, le
« troisième ou quatrième jour, suivant l'état d'irritation de
« l'urètre, des bougies destinées à maintenir la dilatation
« obtenue et à donner au point rétréci une ampleur supé-
« rieure à celle de l'état normal. »

Page 17 : « M. Guillon pratique d'ailleurs des incisions
« multiples.

« Il n'a jamais vu d'hémorrhagie importante suivre ses
« incisions; jamais d'infiltration d'urine, jamais d'abcès;
« pas une mort, pas un insuccès digne d'être indiqué.—Voilà
« bien de quoi, messieurs, ajoute M. Gerdy, vous expliquer
« les regrets éprouvés par la commission lorsqu'elle s'est
« vue dans l'impossibilité de vérifier au moins quelquefois
« par ses yeux les résultats que M. Guillon obtient de son
« procédé. »

« Quoique les premières tentatives de stricturotomie de
« M. Guillon remontent assez haut, il a été devancé par
« notre honorable collègue Amussat. Seulement, comme la
« méthode de la division ou de l'urétrotomie était alors
« dans l'enfance, elle était faible et timide; elle a pris incon-
« testablement plus de hardiesse et de force dans les mains
« de M. Guillon; mais il devait être dépassé à son tour par
« M. Reybard. »

Je dois rappeler ici que les incisions très-superficielles ou
plutôt *les espèces d'égratignures* pratiquées par Amussat n'in-
téressaient que la membrane muqueuse; elles différaient par
conséquent beaucoup de mes *incisions intéressant toute l'é-
paisseur du tissu qui constitue le rétrécissement de l'urètre.*

Voici maintenant en quels termes M. Gerdy donne, à la
page 21 de son rapport, la description du procédé du chirurgien lyonnais.

« M. Reybard propose, à la suite d'une dissertation sur
« les strictures urétrales, de les diviser au moyen d'un in-
« strument de son invention, à lame cachée, qui fait, à la
« volonté de l'opérateur, *une saillie* DE PRÈS DE TROIS CEN-
« TIMÈTRES. »

« M. Reybard n'est pas retenu, comme M. Guillon, par la
« crainte de dépasser dans la stricturotomie l'épaisseur du
« rétrécissement. *En conséquence, il incise la membrane mu-*
« *queuse de l'urètre, son tissu spongieux, jusqu'à la membrane*
« *fibro-cellulaire extérieure ;* en un mot, il incise l'urètre
« dans toute son épaisseur ; il ne s'arrête qu'au tissu cellu-
« laire extérieur. »

Page 22 : « L'ancienne commission a vu quelques résul-
« tats favorables au procédé de M. Reybard, mais elle a
« aussi été témoin de résultats contraires. Elle a vu des hé-
« morrhagies importantes, des symptômes graves ; elle a vu,
« après la cicatrisation, un nodus très-dur qui empêchait
« l'érection et tenait la verge courbée en bas ; cet effet pro-
« venait certainement de ce que l'urètre, en se cicatrisant
« pendant le repos de la verge, s'était froncé d'avant en
« arrière et avait perdu de son extensibilité dans sa longueur
« comme dans sa circonférence. *Enfin deux malades opérés*
« *par* M. Reybard *ont succombé dans les vingt-quatre heures* ;
« il en résulte que les avantages des procédés de ce chi-
« rurgien *ont paru indéterminés.* » (Rapport de M. Bégin,
page 28 du manuscrit.)

A la page 27, M. Gerdy, comparant mon procédé à celui
de M. Reybard, s'exprime ainsi :

« M. Guillon, qui ne concourt que pour le perfectionne-
« ment de la cure des rétrécissements fibreux et incurables, les
« divise plus ou moins profondément suivant les indications,
« sans dépasser les limites de leur épaisseur. La commission
« n'a pu apprécier par elle-même le procédé de M. Guillon,
« ainsi que j'ai eu l'honneur de vous le dire.

« M. Guillon ne traite d'ailleurs exclusivement par l'in-
« cision, à ce qu'il paraît, que les rétrécissements fibreux.

« M. Reybard est le plus hardi des compétiteurs et son pro-
« cédé le plus puissant. Vous vous rappelez qu'il incise le
« rétrécissement dans toute son épaisseur, *jusqu'au delà de*
« *l'urètre, dans le tissu cellulaire extra-urétral ;* qu'il dilate

« instantanément à plusieurs reprises l'incision au moyen de
« sonde métallique ; *que* LES MALHEURS *qui ont suivi l'em-*
« *ploi de ce procédé n'ont pas permis à la commission* DE RE-
« COMMANDER *ce mode de traitement,* bien qu'il soit, dans
« son exposition, précédé d'une remarquable dissertation
« sur les rétrécissements de l'urètre. »

Or, M. Laugier ayant été membre de la Commission qui
a couronné, en 1852, le procédé de M. Reybard, appartenant à la période de 1838 à 1844, procédé qui est abandonné
aujourd'hui, parce qu'il a causé la mort d'un assez grand
nombre de malades, c'était un devoir pour lui de conserver
au concours de 1850 à 1856 ma stricturotomie qui guérit et
ne tue pas. Il le devait, puisqu'il a reconnu en 1858, dans
son rapport, que le procédé de M. Reybard était tellement
incomplet, quand on l'a couronné, que l'auteur a été
obligé de chercher à le perfectionner.

Voici en quels termes M. Laugier a signalé ce perfectionnement, à la page LXXXV du XXIII⁰ volume des *Mémoires
de l'Académie de médecine :*

« Nous admettons volontiers que M. Reybard a PERFEC-
« TIONNÉ *la méthode que l'Académie a déjà couronnée ;* mais
« nous avons pensé que cette première récompense devait
« suffire à son ambition. »

Maintenant, messieurs, pour fixer votre opinion sur les
réserves faites au profit de plusieurs concurrents, en 1850,
je reproduis ce qu'on lit à la page 746 du *Bulletin de l'Académie de médecine,* du 15 juin 1850, où est consignée la sup-
pression du prix d'Argenteuil de la première période (1838
à 1844) :

« *Dans son rapport, M. Gerdy, se fondant sur ce que l'*EX-
« PÉRIENCE N'AVAIT PAS SUFFISAMMENT PRONONCÉ *sur*
« *des travaux dont la science pourrait prochainement re-*
« *cueillir les fruits,* A DÉCERNÉ *à un certain nombre de com-*
« *pétiteurs des* MENTIONS HONORABLES. »

Puisque l'expérience n'avait pas encore suffisamment prononcé sur ma stricturotomie le 15 juin 1850, et le concours
de la deuxième période devant être clos le 22 septembre
suivant, je ne pouvais espérer que l'expérience se prononçât
sur la valeur de cette méthode de traitement pendant les
quelques mois qui séparaient le 15 juin du 22 septembre 1850 ;

elle devait donc être réservée pour le concours d'Argenteuil, de la troisième période (1850 à 1856), et jointe aux
autres travaux sur le cathétérisme que j'avais présentés directement, puisque j'étais, comme M. Reybard, au nombre
des mentionnés honorablement par M. Gerdy.

Ce qui précède démontre que M. Laugier n'a tenu aucun
compte des ajournements proposés par M. Gerdy et adoptés
par l'Académie; et cela constitue à mon égard un déni de
justice contre lequel je réclamerai par toutes les voies. —
D'autre part, son rapport établit comme principe que l'A-
cadémie n'admettra désormais au concours que des perfectionnements inventés pendant la période sexennale, c'est-
à-dire ceux-là même qui sont nés la veille de la clôture du
concours et avant que l'expérience ait démontré leur valeur.
Or, je dois le faire remarquer, c'est là un faux principe,
une théorie pernicieuse en opposition formelle avec les intérêts de l'humanité, de la science, et surtout avec l'intérêt
des travailleurs que l'Académie doit protéger et encourager.
En entrant dans une pareille voie, l'Académie frappe de dé-
considération les *concours fondés par le philanthrope marquis d'Argenteuil.* Elle met les chirurgiens en concurrence
avec des faiseurs d'amulettes et une foule de fabricants d'instruments de tous les pays.

Enfin, si ce rapport, ce jugement scientifique de M. Laugier est maintenu, il donnera lieu à des réclamations, à des
accusations que l'Académie peut éviter en l'annulant.

III

*M. Laugier apprécie mes travaux en ces termes,
à la page* XCVIII :

Un
aveuglement
volontaire.

« *Cathétérisme, urétrotomie.*—M. Guillon reproduit, pour
« les concours de 1850 à 1856, les moyens dilatateurs et de
« CATHÉTÉRISME ÉVACUATEUR *qu'il avait déjà présentés
« au concours précédent ;* ce sont des bougies en baleine, des
« sondes élastiques à extrémité conductrice. *Par la date de
« leur invention, elles sont en dehors du concours actuel.* »

Je dois faire remarquer que cette assertion est tout à fait

erronée. Je n'ai pas présenté mon procédé de cathétérisme évacuateur au concours de 1844 à 1850. Je n'ai produit que mon brise-pierre pulvérisateur, ainsi que le constate le rapport de M. Robert, inséré dans le *Bulletin académique* du 15 septembre 1852. «Mais, ajoute M. le rapporteur, M. Guil-
« lon insiste et persiste à adresser les mêmes instruments,
« qu'il croit rajeunir par le but qu'il s'est proposé d'atteindre
« dans leur emploi, en les envoyant cette fois. C'est, dit-il,
«*pour éviter la ponction de la vessie et l'urétrotomie périnéale.*
« Il convient de l'ancienneté de leur date ; mais jusqu'ici il
« ne les avait proposés que *comme agents de dilatation et de*
« *cathétérisme : c'est depuis* 1851 *seulement qu'il les destine à*
« *remplacer la ponction de la vessie et l'urétrotomie périnéale.*
« Il désirerait que l'on confondît la date de l'invention et de
« l'introduction dans la pratique avec celle du but qu'il leur
« assigne aujourd'hui dans sa pensée; de sorte qu'après avoir
« été présentées à un concours antérieur, *pour le même prix*
« *dont M. Gerdy a été rapporteur,* elles ne seraient plus in-
« ventées et produites que depuis 1850, et dès lors admissi-
« bles par la commission actuelle. *Je lui ai fait remarquer*
« que si ces moyens avaient tous les avantages qu'il leur at-
« tribue, *ils les possédaient dès leur première apparition, et*
« *convenaient alors pour prévenir la nécessité de la ponction de*
« *la vessie et l'urétrotomie périnéale, mais il fait observer que*
« *ces avantages ont été méconnus par quelques chirurgiens par-*
« *tisans des susdites opérations. Ceux-là* ont tort peut-être à
« l'égard des bougies en baleine et sondes à bout olivaire de
« M. Guillon, *mais ce tort ne change rien ni à leurs propriétés,*
« *ni à la date de leur production.* »

Ces raisonnements de M. le professeur Laugier m'ont paru si étranges que je n'éprouve aucun besoin de les réfuter. Il me suffit de les avoir reproduits et de rappeler que les souvenirs de 1830 qui lui ont fait exclure du concours d'Argenteuil mes travaux, renvoyés par la commission Barbier, de 1858, à celle d'Argenteuil, lui ont aussi fait exclure mes procédés de cathétérisme au moyen desquels on évite la ponction de la vessie et l'urétrotomie périnéale.

L'habile rapporteur a repoussé à la fois mon procédé de cathétérisme dilatateur et mon procédé de cathétérisme évacuateur, parce que ces procédés opératoires se pratiquent

avec des bougies en baleine et des sondes élastiques à bout
olivaire, qui étaient connues avant 1850, et quoique le
passage ci-après du rapport de M. Gerdy dût les maintenir
au concours. « Le procédé de M. Guillon, que l'on pour-
« rait croire analogue au procédé de M. Béniqué, est bien
« différent (dit M. Gerdy, p. 11). L'auteur le pratique
« avec des bougies en baleine filiforme à leur extrémité
« urétrale, et présentant une suite de renflements grossis-
« sants sur leur longueur. *Il les destine à dilater rapide-*
« *ment les rétrécissements pour y introduire son stricturotome*
« *et les inciser,* comme nous le dirons en parlant de l'inci-
« sion. »

On le voit, M. Gerdy reconnaissait qu'à l'aide de mon
procédé de dilatation, je me proposais simplement de hâter
et de faciliter mes opérations de stricturotomie. Par conséquent, M. Laugier ne devait pas, comme il l'a fait, confon-
dre le procédé de cathétérisme dilatateur avec *mon procédé
de cathétérisme évacuateur,* qui évite deux graves opérations,
la ponction de la vessie et l'urétrotomie périnéale, qu'on a
parfois pratiquées bien légèrement, et qui ont déjà conduit
au tombeau un assez grand nombre de malades.

Si les opérations de ponction pratiquées pour évacuer des
liquides renfermés dans la tunique vaginale, dans le péri-
toine, dans un kyste abdominal, dans la plèvre, etc.; si ces
opérations étaient de nouvelle date, et si M. Laugier était
chargé par l'Académie de décerner des prix à ceux qui les
premiers ont pratiqué à l'aide d'un trocart chacune de ces
opérations, l'honorable académicien, fidèle à sa logique, ne
voudrait, sans doute, récompenser que l'inventeur du trocart ou celui qui l'a employé pour la plus ancienne de ces
opérations de ponctions. Il répéterait ce qu'il a dit de mes
bougies et de mes sondes employées pour éviter la ponction
de la vessie et l'urétrotomie périnéale, il répéterait *que les
trocarts possédaient dès leur première apparition les avantages
qu'on leur a reconnus pour toutes les autres ponctions,* et sans
tenir compte du siége de la maladie !!!...

« De plus, ajoute M. Laugier, il faut reconnaître que
« M. Guillon généralise trop leur portée, en les croyant ap-
« plicables aux cas d'OBLITÉRATION COMPLÈTE DU CANAL
« dans la région spongio-bulbeuse avec fistules nombreuses

« et perte de substance au périnée. Il est vrai que M. Guillon
« *ne croit pas à ces cas de rétrécissements infranchissables.* »

Si M. Laugier avait tenu à être édifié à ce sujet, il se serait rappelé que j'avais mis mes bougies à sa disposition pour
lui démontrer que lui-même ne trouverait pas de rétrécissements infranchissables quand il emploierait convenablement ces mêmes bougies.

Or, pour ne citer qu'un exemple en réponse à l'accusation injuste de trop généraliser la portée des bougies dont
il s'agit, je rappellerai qu'en 1857 j'ai été invité à franchir à
l'hôpital Beaujon, dans le service de M. le professeur Malgaigne, deux rétrécissements urétraux considérés comme
infranchissables et compliqués de fistules urinaires au scrotum et au périnée, et lorsque plusieurs tentatives de cathétérisme avaient été faites infructueusement par deux de nos
plus célèbres chirurgiens, M. Malgaigne et M. Huguier.

Dans une première tentative faite avec une bougie en
baleine à pointe filiforme, je franchis le premier rétrécissement, et la bougie sortit par la fistule du scrotum.

Dans une deuxième tentative faite le lendemain avec une
autre bougie en baleine de même forme et un peu plus volumineuse, les deux rétrécissements furent franchis à la satisfaction de l'honorable M. Malgaigne et des élèves qui
assistaient à cette opération.

La dilatation que j'avais obtenue fut maintenue et aug-
mentée avec des bougies élastiques par le célèbre professeur
et les fistules se cicatrisèrent assez rapidement, le malade
ayant l'attention de n'uriner qu'avec une sonde. Enfin, la
guérison étant complète, il retourna à Marseille, sa patrie,
mais en conservant ses rétrécissements durs et anciens qu'on
attaquera sans doute plus tard par la stricturotomie.

M. Laugier, abordant la question du renvoi qui lui a été
fait de mes travaux, s'exprime ainsi :

« M. Guillon avait adressé, pour le prix Barbier, ses pro-
« cédés de stricturotomie. La commission, sans se déclarer
« incompétente, *a exprimé le vœu qu'à cause de la spécialité*
« *du travail de M. Guillon,* la commission du prix d'Argen-
« teuil en prît connaissance.

« *Bien qu'il n'y ait eu aucun renvoi prononcé par l'Acadé-*
« *mie,* et qu'il *soit inusité* que le même travail soit envoyé

« dans la même année pour deux prix différents, le Conseil
« de l'Académie a engagé la commission du prix d'Argen-
« teuil à donner son avis sur le mémoire de M. Guillon,
« comme si ce mémoire lui avait été destiné plus tôt par son
« auteur, afin d'éviter toute apparence de déni de justice.
« Le rapporteur se conforme à ce vœu du Conseil; mais il
« doit vous dire que déjà ce travail a été examiné par une
« commission pour le prix d'Argenteuil, celle de 1839 à
« 1844.

« Lors du rapport de M. Gerdy, ajoute M. Laugier, les
« résultats *n'avaient pas paru à notre collègue avoir acquis*
« *la maturité que donne le temps.* Mais de 1844 à 1850
« M. Guillon n'a pas jugé à propos de les présenter au con-
« cours, *il s'est borné à l'envoi d'intruments de lithotritie.*

« *Aujourd'hui, d'après le texte et l'esprit du testament,*
« BIEN RECONNUS PAR LA COMMISSION, *la méthode d'uré-*
« *trotomie de M. Guillon ne se présente pas* EN TEMPS UTILE
« *devant la commission du prix d'Argenteuil, et, d'après le*
« *texte du testament, elle n'est pas admissible au concours,*
« puisque déjà de 1844 à 1850 son admissibilité EUT PU
« être contestée. »

M. Laugier confond les dates d'une manière étrange. Il
semble avoir oublié que M. Gerdy était rapporteur du concours d'Argenteuil de la première période, et que son rapport n'a été adopté qu'en 1850, par vous, messieurs.

Puisque M. Gerdy, rapporteur du concours d'Argenteuil
de 1838 à 1844, n'avait pas trouvé en 1850 que les résultats
de ma stricturotomie eussent acquis une maturité suffisante
(ce que M. Laugier a rappelé dans ce qui précède), je ne
pouvais, comme je l'ai déjà dit à la page 15, présenter cette
méthode pour le concours de 1844 à 1850, cette période
devant être close trois mois après la publication du *Bulletin
académique* du 15 juin 1850. Je présentai pour le concours
de cette période mes perfectionnements de lithotripsie cou-
ronnés par l'Académie des sciences en 1847 et en 1850; mais
il n'en a été tenu aucun compte, et le procédé meurtrier de
M. Reybard fut couronné sur la proposition de M. Robert
et de M. Laugier.

M. Laugier, en terminant son appréciation de mes travaux, prétend que ces mêmes travaux n'étaient pas admis-

sibles au concours de 1850 à 1856, parce que, dit-il, leur admissibilité eût pu être contestée pour le concours de 1844 à 1850.

Mais puisqu'il a fait admettre pour cette deuxième période (1844 à 1850) le procédé de M. Reybard, qui appartenait à la première (1838 à 1844), et qui était, avec juste raison, jugé très-dangereux, ainsi que le prouve le rapport de M. Gerdy dont j'ai reproduit précédemment quelques passages, — il ne pouvait sans injustice exclure du concours de 1850 à 1856 ma stricturotomie, qui ne présente aucun danger, et qui est généralement adoptée.

Je dois vous le faire remarquer, messieurs, cette exclusion constitue un déni de justice d'autant plus blessant qu'elle était prononcée par MM. Laugier et Ségalas, précisément au moment où l'un de mes anciens juges, M. Civiale, faisait insérer dans votre journal officiel (*Bulletin de l'Académie de médecine,* numéro du 15 novembre 1858), et après l'avoir déclaré devant vous : « *Que l'urétrotomie interne* « (c'est ainsi qu'il désigne la stricturotomie) A COMBLÉ UNE « LACUNE CONSIDÉRABLE *en venant en aide au praticien* « *dans les cas graves où tous les autres moyens font défaut.* »

Cette déclaration de M. Civiale, qui a été mon juge avant M. Laugier, pouvant contribuer à établir mes titres au prix d'Argenteuil, et à bien éclairer votre religion, je crois devoir rappeler ici les changements qui se sont produits dans les idées de ce chirurgien depuis, qu'en sa qualité de juge, il a pu examiner les travaux que j'avais adressés à l'Académie pour le concours d'Argenteuil.

A. En 1844, huit jours après que M. Civiale eut été placé au nombre des membres de la première Commission d'Argenteuil, et comme s'il avait voulu influencer défavorablement contre moi MM. ses collègues, et l'Académie elle-même, il a fait insérer dans le *Bulletin de Thérapeutique,* numéro du 30 septembre 1844, un mémoire dans lequel on lit ce qui suit, à la page 217 :

« La méthode des incisions, des scarifications des mou- « chetures, est présentée par quelques chirurgiens comme « un moyen sans pareil *pour détruire les coarctations uré-* « *trales même les plus opiniâtres.* J'ai fait voir dans mon « Traité pratique ce qu'on peut attendre de ce procédé

« aventureux. Les preuves que j'ai données de son inefica-
« cité et de ses dangers ne sauraient laisser aucun doute dans
« l'esprit de quiconque aura pris la peine d'étudier à fond
« ce sujet. Mais il est des hommes prévenus qui ne reculent
« pas devant l'évidence ; aussi a-t-on vu les auteurs de ces
« procédés se présenter devant nos académies avec un
« aplomb d'autant plus surprenant que *les prétendus faits*
« *qu'on invoque n'ont aucune valeur réelle.* »

Enfin, page 282, M. Civiale fait cette autre déclaration :
« *Je n'ai pu encore me décider à inciser les parois urétrales,*
« *retenu par la crainte d'aggraver l'état des malades.* »

Vous le voyez, messieurs, en 1844, M. Civiale était un
détracteur bien prononcé de ma méthode d'urétrotomie...

B. En 1849, après avoir employé cette méthode de traitement sur quelques malades avec l'urétrotome que j'ai inventé, M. Civiale l'a trouvée tellement bonne qu'il aurait
voulu pouvoir se l'approprier.

Voici ce qu'on lit à la page 83 d'une brochure qu'il a publiée à cette époque, brochure qui prouve qu'en 1849 ce
chirurgien avait complétement abandonné ses injustes préventions, et qu'il avait dès lors adopté ma stricturotomie.

« Ce qui paraît établi, quant à présent, c'est que *dans la*
« *partie profonde de l'urètre, il vaut mieux inciser trop que*
« *trop peu.* »

Enfin aux pages 117 et 118, mon ancien juge fait les déclarations ci-après, qui sont bien différentes de celles qu'il
faisait en 1844, dans le *Bulletin de Thérapeutique* du 30 septembre.

« 1° Les heureux résultats de l'urétrotomie ne sauraient
« être contestés.

« 2° L'urétrotomie d'arrière en avant constitue un per-
« fectionnement de la thérapeutique chirurgicale.

« Dans les rétrécissements longs, durs, rétractiles, qui oc-
« cupent la partie pénienne et la courbure de l'urètre, *des*
« *incisions longues et profondes* permettent à la dilatation
« consécutive, dirigée convenablement, *de produire des ré-*
« *sultats qu'on n'obtiendrait pas sans leur concours.*

De ce qui précède, et notamment des mutations qui se
sont opérées dans les idées de M. Civiale depuis, qu'en sa

qualité de membre de la première commission d'Argenteuil,
il a pu examiner mes travaux sur cette urétrotomie interne,
— je crois pouvoir conclure que le prix d'Argenteuil aurait
été décerné en entier à l'un des vingt-cinq concurrents qui
le briguaient, si le rapport de M. Laugier avait été lu en
séance ordinaire au lieu d'avoir été lu en séance extraordinaire. Enfin, MM. les académiciens étant toujours plus
nombreux dans les séances ordinaires, quelques-uns d'entre
eux n'auraient certainement pas manqué de s'opposer au
morcellement du prix, en rappelant « *que d'éminents ju-*
« *risconsultes ont déclaré qu'il était impossible de songer à*
« *diviser le prix d'Argenteuil,* » et que l'article 85 de votre
règlement est ainsi conçu : « Les prix résultant de dons
« particuliers qui pourront être faits à l'Académie seront
« décernés suivant l'intention des donateurs. »

IV

Après avoir évincé le tiers des concurrents afin de morceler
plus facilement le prix, M. Laugier justifie de la sorte ses
dérogations aux clauses de la fondation de M. d'Argenteuil.

Les détails dans lesquels je vais entrer suffiront, je crois, *Etranges appréciations.*
messieurs, pour vous convaincre qu'en annulant le juge-
ment scientifique de M. Laugier vous ferez bonne justice.
En outre, ils vous feront reconnaître qu'il a attribué à plusieurs des lauréats des améliorations thérapeutiques qui
m'appartiennent réellement et que de fausses attributions
n'auraient pas eu lieu si, comme il le devait, l'honorable rapporteur s'était donné la peine d'examiner mes travaux.

A. La première récompense, celle de 4,000 francs, a été
accordée à M. Mercier, parce qu'il a ajouté une aiguille-
hameçon à son exciseur.

Voici ce qu'on lit dans le rapport de M. Laugier à ce sujet :
« M. Mercier, signalé par la dernière commission d'Ar-
« genteuil pour ses travaux sur les valvules musculaires et
« prostatiques du col de la vessie et leur traitement par l'in-
« cision et l'excision, se présente aujourd'hui dans l'arène
« avec ces mêmes travaux, *mais après avoir perfectionné ses*

« *instruments, et notamment celui qui lui sert à faire l'exci-*
« *sion des valvules prostatiques.* En faisant l'incision avec
« l'un de ses inciseurs, on est exposé à blesser le vérumon-
« tanum ; il croit que cet accident lui est arrivé dans deux
« cas où l'éjaculation cessa de se faire après l'opération. Il
« voudrait donner à sa lame une gaîne protectrice, qui met-
« trait à l'abri le vérumontanum ; mais comme il se propose
« de soumettre cette idée à l'expérience, il n'y a pas à s'en
« occuper. »

On le voit, en 1851, M. Mercier n'employait *encore qu'un
mauvais inciseur*, et cependant il est considéré par M. Laugier comme l'inventeur de cette opération que j'ai pratiquée
bien longtemps avant lui.

« Il a apporté à son exciseur (ajoute M. Laugier) une
« modification qui lui donne une beaucoup plus grande sû-
« reté, et qui s'oppose *à ce que la tumeur ou la valvule pro-*
« *statique* saisie s'échappe des mors de l'exciseur comme un
« noyau qui glisse entre les doigts. — Aujourd'hui, il loge
« dans la crête de la pièce mâle de l'exciseur une AIGUILLE-
« HAMEÇON, qu'il peut faire glisser dans la branche mâle et
« faire pénétrer à travers la base de la valvule prostatique
« une fois saisie par les mors, ce qui l'empêche de s'échap-
« per et assure l'excision. La première *observation de l'exci-*
« *seur à aiguille* est du 18 mai 1851. »

Enfin, à la page LXXXVIII, M. Laugier a conclu en ces
termes :

« Il nous paraît donc impossible de ne pas considérer
« *cette opération* COMME UN PROGRÈS RÉEL ET IMPORTANT
« D'UNE DES MALADIES *des voies urinaires les plus analogues*
« *par leurs effets aux rétrécissements du canal de l'urètre,* et
« nous pensons que l'auteur a droit à une récompense
« *proportionnée à l'importance de sa découverte.* »

Vous le voyez, messieurs, M. le rapporteur a voulu exprimer la pensée que cette opération constituait un progrès
important ; mais puisqu'il considère comme une découverte
cette excision intra-vésicale, exécutée en 1851 avec un exciseur à aiguille, permettez-moi de vous le faire remarquer,
je pratiquais cette même opération dès 1833, dix-huit ans
auparavant, lorsque M. Mercier était encore au collége. Je

l'exécutais alors avec un exciseur que j'emploie encore aujourd'hui, dans lequel est retenu ce qu'on a excisé et *qui n'expose pas à blesser le vérumontanum.*

Par conséquent, ce n'est pas à M. Mercier qu'on doit ce procédé opératoire, car c'est moi qui l'ai mis le premier en usage avec un instrument que j'ai inventé à cet effet; *et l'invention de ce lauréat se réduit seulement à l'aiguille-hameçon,* qu'il a fait ajouter à son exciseur...

Voici en quels termes j'ai rappelé *mes deux premières opérations d'excision intra-vésicale* aux pages 314 et 315 de la *Revue médicale,* cahier de février 1839, dans une note ayant pour titre : *Lettre adressée à l'Académie de médecine, pour réclamer contre M. Leroy d'Étiolles la priorité de diverses méthodes de traitement des maladies des voies urinaires :*

« Au moyen de *ciseaux tubuliformes, j'ai fait en* 1833
« LA RÉSECTION DE LA LUETTE VÉSICALE *énormément*
« *tuméfiée,* et saignant au moindre contact des corps di-
« latants. Depuis cette époque, la santé de la personne
« qui a subi cette opération a toujours été parfaite. — *En*
« 1835, J'AI EXCISÉ *avec un égal succès* deux fongosités du
« volume d'un haricot, développées dans le col de la vessie,
« et qui, comme l'affection de la luette vésicale, étaient la
« cause d'*ischuries* fréquentes et de dysurie habituelle. »

La luette vésicale formée par le lobe moyen de la prostate ayant produit une sorte de barrière qui s'opposait à la sortie de l'urine, j'appelle l'attention sur ce fait pratique, *afin qu'on ne donne pas à M. Mercier ce qui m'appartient.*

Si M. Laugier avait lu ces quelques lignes, il aurait été obligé de reconnaître que longtemps avant M. Mercier je pratiquais des *excisions intra-vésicales* d'une manière méthodique (1).

(1) Permettez-moi de vous le rappeler, messieurs, c'est le passage ci-après de l'ouvrage de Sœmmering, publié à Paris en 1824 (*Traité des maladies de la vessie et de l'urètre considérées particulièrement chez les vieillards),* qui m'a fait songer à cette opération et inventer un instrument pour la pratiquer.

Or, voici ce qu'on lit à la page 155 :

« Lorsque le lobe moyen de la prostate s'engorge, il s'avance comme
« un mamelon dans la cavité de la vessie, pousse devant lui la mem-
« brane interne de cet organe. A mesure que la tumeur augmente, elle

B. La deuxième récompense, celle de 3,000 francs, accordée à M. le docteur Gaillard (de Poitiers), *est transformée en un* « DEUXIÈME PRIX D'ARGENTEUIL » à la page CLXXV. Or, cette transformation, qui a été exécutée sans votre autorisation, messieurs, démontre qu'à l'Académie de médecine il y a une volonté dirigeante qui l'emporte sur toutes les autres et qui devient parfois très-compromettante.

A la page XCVII, M. Laugier justifie cette distinction scientifique en ces termes :

« M. Gaillard a créé une autoplastie par glissement pour
« un cas grave de perte de substance de la paroi inférieure
« de l'urètre, dans sa position pénienne, à la fois hardie et
« simple, d'une exécution méthodique à la portée de tous...
« Toutefois, ce n'est qu'une application de l'autoplastie par
« glissement, et, bien qu'une récompense nous paraisse un
« acte de justice, nous n'avons pas cru non plus que la to-
« talité du prix dût être décernée à son auteur. »

Si M. Laugier n'avait pas exclu du concours neuf concurrents, parmi eux il aurait trouvé très-facilement un lauréat méritant à plus juste titre le prix entier.

C. La troisième récompense, celle de 2,000 francs, a été accordée à M. le docteur Désormeaux pour un *spéculum* de l'urètre et de la vessie désigné sous le nom d'*endoscope*, et qui, jusqu'à ce jour, n'est employé que par lui. Cette récompense pour un instrument qui est la reproduction du spéculum de M. Ségalas est motivée en ces termes à la page LXII, où M. Laugier attribue à M. Désormeaux des perfectionnements en thérapeutique que j'emploie depuis plus de vingt-cinq ans :

« L'application de l'endoscope dans les cas de blennor-
« rhée et de rétrécissements inflammatoires fait découvrir,
« au point où la bougie à boule a reconnu une stricture,

« perd sa forme mamelonnée, s'élargit des deux côtés, et forme un re-
« pli transversal, en attirant devant elle la membrane qui recouvre les
« deux lobes latéraux également engorgés. Ce repli, *semblable à une
« valvule placée à l'entrée de l'urètre*, s'oppose à la sortie de l'urine,
« surtout quand le malade redouble d'efforts pour chasser ce liquide ;
« celui-ci ne peut jamais sortir entièrement, et sa rétention finit par
« devenir complète. »

« une surface enflammée, rouge, couverte de petites granu-
« lations de volume variable... *Cet aspect, observé chez plu-*
« *sieurs malades,* A CONDUIT M. DÉSORMEAUX AU TRAI-
« TEMENT LOCAL DES INFLAMMATIONS GRANULEUSES,
« *c'est-à-dire à l'application du nitrate d'argent en solution*
« porté à travers la sonde à l'aide d'une tige ayant à son
« extrémité un petit tampon de coton trempé dans le caus-
« tique.»

Vous le voyez, messieurs, d'après M. Laugier, *c'est M. Désormeaux qui a introduit dans la pratique les cautérisations
de l'urètre* AVEC DES SOLUTIONS DE NITRATE D'ARGENT.

Or, je dois le faire remarquer, si M. Laugier, avant de
m'exclure du concours, s'était donné la peine d'examiner
mes travaux que la commission Barbier lui avait renvoyés,
il aurait trouvé dans la *Revue médicale,* cahier de février
1839, les preuves que certaines idées de M. Désormeaux
qu'il considère comme nouvelles ne le sont pas.....

A la page 302 de ce journal, dans la lettre que j'ai eu
l'honneur d'adresser à l'Académie de médecine, le 3 janvier 1839, on trouve ces déclarations :

1° « J'emploie la cautérisation avec le nitrate d'argent
« solide, et la *cautérisation avec une solution de ce sel* ou
« avec le nitrate acide de mercure ; 2° je donne la pré-
« férence aux caustiques liquides, parce qu'on les porte
« à volonté, et avec une grande précision, dans une certaine
« étendue de la circonférence de l'urètre, ou *sur un de ses
« points seulement* ; 3° suivant que je veux agir plus ou
« moins fortement, j'ai recours à une solution plus ou
« moins caustique ; 4° enfin les instruments que j'emploie
« isolent complétement les parties saines des parties ma-
« lades. »

A la page 313 du même journal, dans un extrait du
compte rendu des travaux de la Société de médecine pratique de Paris (années 1831 et 1832), publié en 1834 par le
docteur Serrurier, on lit ce qui suit, après la description de
de mes porte-caustiques :

« C'était remplir toutes les indications voulues que de
« pouvoir, dans le premier cas, isoler les parties du canal sur
« lesquelles on veut agir, et de préserver les parties environ-
« nantes de toute atteinte de la part du caustique liquide ;

« — et dans le second cas, de porter sans nul inconvénient
« sur les parties malades un caustique dont l'application
« rationnelle et immédiatement faite a couronné de succès
« les essais tentés par notre confrère Guillon dans un grand
« nombre de circonstances. »

Maintenant, messieurs, pour vous démontrer que longtemps avant M. Désormeaux j'ai reconnu les états pathologiques de l'urètre dont M. Laugier ne veut pas que la
découverte remonte au delà de 1850, je vais reproduire ici
la description qui se trouve dans la *Gazette des hôpitaux* du
26 septembre 1833, au compte rendu de la Société de médecine pratique rédigé par M. Ch. Masson.

Speculum uretri, par M. GUILLON.

« M. Guillon fait observer que les ulcérations de la mu-
« queuse urétrale, bien qu'infiniment moins fréquentes qu'on
« ne le croyait autrefois, se rencontrent cependant plus sou-
« vent que ne le pense le plus grand nombre des praticiens.
« Il montre à la Société un *speculum uretri* dont il se sert
« quelquefois pour les distinguer.

« Cet instrument consiste en un tube d'argent fin très-
« bien poli à l'intérieur, de quatre pouces et demi de long
« (12 centimètres), présentant dans les onze douzièmes de sa
« longueur une ouverture de deux tiers de diamètre, à
« bords arrondis, dont le pavillon est évasé, et à l'autre
« extrémité duquel est placé un petit miroir de télescope
« convenablement incliné. Un réflecteur de cinq pouces
« de diamètre, qui a la forme d'un cône tronqué, et qui
« s'adapte sur une lampe ordinaire, projette les rayons
« lumineux sur les parois et à l'intérieur du canal de l'urè-
« tre, de telle sorte qu'on distingue très-bien, dit-il, les
« ulcérations et *certains états pathologiques* des trois quarts
« antérieurs de la partie spongieuse de ce canal. »

Comme M. Laugier voulait m'exclure du concours, il ne
pouvait tenir compte de ces faits (1)...

(1) Cette circonstance m'en offre l'occasion, et quoique j'aie entendu
des chirurgiens déclarer qu'ils considéraient l'endoscope de M. Désormeaux, celui de M. Ségalas et le mien *comme des niaiseries,* je ferai
remarquer que j'ai un autre spéculum, à l'aide duquel on distingue
très-bien ce qui se trouve dans la vessie. Il est composé, comme

D. MM. Marquez et Charrière ont obtenu chacun une récompense de 1,000 francs pour avoir fait subir des modifications insignifiantes à l'instrument inciseur que le premier j'ai inventé et mis en usage pour pratiquer des incisions dans les rétrécissements urétraux, opération qu'on désigne sous le nom de *stricturotomie*, de *coarctotomie*, *urétrotomie interne*; et c'est après avoir repoussé du concours l'inventeur du procédé opératoire que M. Laugier leur a décerné ces récompenses.

J'ajouterai que les modifications qui ont valu des récompenses à cinq candidats, sur six, ne peuvent pas rester dans la pratique, bien que M. Laugier, pour les accorder plus facilement, ait exclu du concours le tiers des compétiteurs en leur disant : *Il est trop tard,* et lorsque M. Gerdy les avait ajournés pour insuffisance d'expérimentation en disant : *Il est trop tôt.....*

E. Enfin, messieurs, je dois le faire observer, cette récompense de 1,000 francs accordée à M. Arnolt est une dérision dont tous les membres de la commission n'ont pas voulu partager la responsabilité avec M. Laugier et qui, jointe aux énormités scientifiques indiquées précédemment, les a déterminés à ne pas permettre que leur nom figurât dans ce rapport.

Voici, au sujet de cette distinction scientifique, ce qu'on lit aux pages LXIX et LXX :

« M. Arnolt a présenté au concours du prix d'Argenteuil « un mémoire qui contient divers moyens de traitement des « rétrécissements de l'urètre, mais ceux auxquels il attache « le plus d'importance sont :

ma sonde évacuatrice, de deux tubes placés l'un dans l'autre : sa forme est celle d'une sonde à courte courbure. La portion recourbée est formée de deux segments de tube, et chaque segment renferme un miroir.

Si le prix d'Argenteuil de la première période, qu'on a supprimé, les fonds qui le constituaient ayant été placés chez un banquier en déconfiture, si ce prix m'avait été décerné, ainsi que le voulaient un grand nombre d'académiciens, j'aurais présenté au concours de 1850 à 1856 des travaux démontrant les avantages qu'on peut obtenir du spéculum de la vessie ainsi que ceux qu'on obtient des perfectionnements que j'ai introduits dans la thérapeutique des maladies de la prostate et des vésicules séminales.

« 1º Un instrument de dilatation par injection d'un
« liquide ;

« 2º L'application de mélanges réfrigérants pour remplir
« différentes indications dans le traitement.

« Le principe de la dilatation à l'aide d'un liquide est, dit
« lui-même M. Arnolt, d'une très-ancienne origine.... Mais
« nous devons faire remarquer que les tubes et que le stylet
« qui leur sert de mandrin, et sur lequel est monté le sac
« dilatateur, sont d'un volume qui suppose une dilatation
« préalable du rétrécissement déjà portée bien loin. *Si nous
« supposons* le stylet et son sac engagés dans le rétrécisse-
« ment, nous voyons bien comment le liquide poussé gra-
« duellement pénétrera dans l'intérieur du sac, mais nous
« croyons que *la plus forte dilatation aura lieu en deçà et
« au delà du rétrécissement, et qu'au point rétréci la force
« excentrique du liquide restera trop faible pour opérer une
« dilatation.* »

Après cette critique, M. Laugier ajoute à la page LXXX ce
qui suit :

« L'instrument de M. Arnolt perfectionné, *est appelé*
« PEUT-ÊTRE à rendre des services préférables à ceux des
« autres dilatateurs mécaniques, *mais dans l'état actuel je ne
« crois pas qu'on puisse lui adjuger une récompense.* »

Quant à l'application des mélanges réfrigérants, voici ce
qu'on lit à la page LXX :

« Le second perfectionnement proposé et recommandé par
« M. Arnolt rentre dans votre juridiction. Il l'a mis en usage
« et fait connaître comme agent thérapeutique général *depuis
« plus de dix ans. Il constitue aux yeux de M. Arnolt* le moyen
« le plus puissant et le plus rapide de combattre l'inflamma-
« tion située près de la surface du corps, et un grand moyen
« de soulagement dans les rétrécissements, dont l'inflamma-
« tion est la plus dangereuse complication. Le froid éloigne
« l'irritabilité et le spasme : M. Arnolt s'en est servi avec
« grand avantage dans la rétention d'urine ; et pour vaincre
« les difficultés *au passage* DES INSTRUMENTS QUI *procèdent
« de ces causes,* il applique sur le périnée une coupe en
« gutta-percha remplie d'un mélange réfrigérant demi-
« fluide, et il fait couler dans l'urètre par l'extrémité d'une
« sonde un courant d'un liquide froid contenu dans un ré-

« servoir élevé, comme dans les procédés ordinaires d'ir-
« rigation. »

Il ressort de la lecture de l'article auquel j'ai emprunté
ce qui précède : 1° que M. Laugier, rapporteur du concours
de 1850 à 1856, s'est contenté de lire le mémoire de M. Arnolt pour formuler son jugement ; 2° qu'il n'a fait faire
aucune expérience sous ses yeux dans la crainte, sans doute,
de détruire ses illusions ; 3° qu'il a adopté tout simplement,
et sans demander de preuves à l'appui, les allégations formulées dans le travail de l'honorable concurrent, bien que
dans le rapport de M. Gerdy, adopté par l'Académie le
26 février 1850, on lise ce qui suit :

« Par cela même que le sujet du concours est essentielle-
« ment thérapeutique, il ne suffit pas, pour apprécier le mé-
« rite des travaux des candidats, d'en lire l'exposition et de
« juger, il faut *absolument* faire expérimenter chacun des
« candidats sur des malades qui ont leur confiance, et suivre
« leurs procédés depuis le commencement de la cure jusqu'à
« la guérison, et même longtemps après, pour apprécier les
« effets curatifs de chaque traitement, sa valeur et sa radi-
« calité curative. »

En conséquence, l'instrument de dilatation par injection
d'un liquide proposé par M. Arnolt ne valant pas mieux que
le dilatateur à air et le dilatateur à mercure ; et ses irriga-
tions urétrales étant une reproduction de celles employées
il y a un demi-siècle par Dupuytren, qui les abandonna ensuite comme inutiles et parfois dangereuses, je suis fondé
à considérer la récompense décernée à M. Arnolt comme
une dérision à l'adresse des concurrents évincés, et ayant
pour but de leur prouver qu'un rapporteur *fait, suivant son
bon plaisir,* frapper de déchéance des travaux récents et en
admettre qui sont connus depuis longtemps.

V

CONCLUSIONS.

Je termine ces observations par le résumé ci-après sur
lequel j'ai l'honneur d'appeler votre attention.

*Les aréopages scientifiques n'ayant pas de Cour d'appel,
c'est à l'Académie elle-même, à l'Académie mieux renseignée,*

que je dois en appeler. Et je motive cet appel :

1° Sur ce que j'ai été obligé de subir M. Laugier comme juge, le droit de récusation étant interdit aux concurrents, et lorsque je devais redouter certain souvenir de 1830.

2° Sur ce qu'il a exclu du concours neuf des concurrents dont le nombre était de vingt-cinq, et sur ce que je suis l'un des concurrents injustement évincés.

3° Sur ce que le prix d'Argenteuil, qui pouvait avec justice être décerné entier à l'un des neuf concurrents évincés, a été indûment divisé en six parts inégales.

4° Sur ce que ce morcellement est tout à fait contraire aux clauses de la fondation et à l'esprit de votre règlement académique (art. 85), qui veut que les volontés d'un fondateur soient respectées.

5° Sur ce que ce rapport a été adopté par la Commission lorsque deux des sept membres qui la composaient étaient absents (MM. Bégin et Malgaigne).

6° Sur ce que ce jugement scientifique, soumis à l'examen de l'Académie *en séance extraordinaire,* a été adopté lorsque votre compagnie n'était représentée, m'a-t-on dit, que par neuf de ses membres.

7° Sur ce que ce rapport impose aux concurrents des conditions qui ne sont pas admissibles et que vous désavouerez, messieurs, quand vous aurez lu attentivement l'œuvre de M. Laugier.

8° Sur ce que le jugement scientifique de M. Laugier peut susciter à votre illustre compagnie une foule d'ennuis et de désagréments, quand les faits sur lesquels j'ai appelé votre attention seront connus.

D'après ce qui précède, j'ose espérer, messieurs, que vous accueillerez avec bienveillance cet appel fait à vos sentiments d'équité. Et, en rendant justice aux travailleurs que vous avez mission de protéger, je n'en saurais douter, vous ne tolérerez pas que certains juges du concours rejettent des travaux qu'ils doivent y maintenir, et que d'autres (comme on en a des exemples) s'approprient des travaux qu'ils ont eu à examiner.

Dans le cas où l'annulation du rapport de M. Laugier entraînerait la restitution des sommes qui devaient constituer le prix d'Argenteuil, et dans le cas aussi où ce prix me serait décerné, je crois devoir faire la déclaration ci-après, afin qu'on ne suppose pas que ma persévérance est due à certaines idées cupides, lorsque *mon seul mobile est, dans l'intérêt de mon fils, le désir de conserver ce qui m'appartient ; c'est-à-dire les perfectionnements que j'ai introduits dans la thérapeutique des maladies des voies urinaires :*

Or, je le déclare d'avance, si le prix d'Argenteuil, auquel je crois avoir des titres bien légitimes, m'était décerné, les 12,000 francs qui le constituent seraient à l'instant même remis à l'Association des médecins du département de la Seine et à l'Association générale des médecins de France, associations dont j'ai l'honneur de faire partie.

Veuillez, je vous prie, messieurs, agréer l'expression de mon profond respect,

GUILLON, D. M. P.,
Ancien chirurgien consultant du roi Louis-Philippe.

Paris, le 2 juin 1860.

P. S. Pour éclairer complétement votre religion, messieurs, sur les menées de certains académiciens qui ont mis tout en œuvre pour enlever au rapport de la commission qui a suivi mes expérimentations pendant dix années consécutives (de 1839 à 1849) sa portée scientifique, je vais reproduire, à la fin de ce mémoire, et la lettre que j'ai été obligé d'adresser, sur papier timbré, à M. votre secrétaire perpétuel et un extrait de la note de M. Maulde, insérée dans la *Revue médicale* du 15 juin 1852, à la page 698.

Ma lettre vous rappellera que M. Bégin s'est opposé énergiquement à ce que le rapport de M. Lagneau fût inséré dans votre journal officiel, — sachant que sa publication devait empêcher certains emprunteurs d'attribuer ma stricturotomie à M. Civiale...

La note de M. Maulde vous démontrera que M. Orfila, induit en erreur par votre secrétaire perpétuel, a induit, à son tour, MM. les juges en erreur, au sujet de ce rapport, dans sa plaidoirie à l'occasion du procès intenté à l'Académie de médecine par les héritiers de M. d'Argenteuil.

Voici cette lettre qui porte la date du 5 novembre 1850; elle est consignée dans votre *Bulletin* du 30 décembre suivant, *mais en caractères microscopiques.*

10

« Monsieur le Secrétaire perpétuel,

« M. Moreau a publiquement démenti dans votre séance du 11 juin dernier les accusations calomnieuses qu'on lui a faussement attribuées à mon sujet, à la page 594 du *Bulletin académique* du 30 avril 1850, et cependant ce démenti n'a pas été mentionné au compte rendu de cette même séance, dans votre numéro du 15 juillet. Comme je ne puis rester sous le coup d'une aussi grave calomnie, je viens vous prier de vouloir bien insérer cette lettre justificative dans le *Bulletin* qui doit paraître le 15 de ce mois.

« Afin que vous puissiez bien apprécier les faits, je vais les rappeler.

« Le travail de la commission qui a été chargée pendant dix ans d'examiner la valeur réelle de ma méthode pour la guérison des coarctations urétrales de nature fibreuse considérées comme incurables, n'ayant pas été publié dans le *Bulletin* à l'époque où il aurait dû l'être, M. Moreau a demandé, dans la séance du 16 avril 1850, « pourquoi, con- « tre tous les usages, on ne trouve pas dans ce *Bulletin* un « rapport fait le 2 novembre 1849, par M. Lagneau, sur les « procédés employés par M. Guillon contre les rétrécisse- « ments de l'urètre. » Sur sa proposition, appuyée par un grand nombre de vos collègues, l'Académie a décidé que ce rapport y serait reproduit, et il l'a été dans le *Bulletin* du 30 avril ; mais le compte rendu de ce qui s'est passé à ce sujet dans la séance académique du 16 est fort inexact. On n'y trouve point les réflexions de M. Bégin, qui s'opposait à l'insertion du rapport, *parce que je l'avais fait imprimer*, et ce *Bulletin* attribue à M. Moreau ces paroles qu'il n'a pas prononcées : « Oui, il a été imprimé, mais il paraît *qu'il y a* « *été fait quelques changements, et c'est à cause de cela* que « je propose de le reproduire dans le *Bulletin* tel qu'il est « sorti des mains de la commission (1). »

« J'ai réclamé contre cette accusation d'avoir altéré le rapport de M. Lagneau, je vous ai écrit à ce sujet, *et vous m'avez répondu verbalement* QU'AUCUNE RECTIFICATION NE POU-

___

(1) En voyant qu'il n'était pas inséré dans le *Bulletin* du 15 octobre 1849, d'après le conseil qui m'en a été donné, j'ai fait tirer le nombre d'exemplaires nécessaire pour les membres de l'Académie, afin qu'ils connussent exactement ce rapport.

VAIT ÊTRE FAITE DANS LE BULLETIN SUR LA DE-
MANDE D'UNE PERSONNE ÉTRANGÈRE A L'ACADÉMIE.
Je me suis alors adressé à M. Londe, en le priant de porter
ma réclamation à la connaissance de votre compagnie. -

« Après la lecture de ma lettre, dans la séance du 11 juin
1850, M. Moreau a déclaré *qu'il n'avait pas tenu le langage
qu'on lui avait prêté* A TORT, et il a ajouté que, *ne connaissant pas le rapport à cette époque, il ne pouvait avoir dit, le
16 avril, que des changements y avaient été faits.*

« J'avais l'espoir que ce démenti, qui me justifiait complétement, serait mentionné dans le *Bulletin* du 15 juillet, et
cependant on n'y trouve que cette énonciation *équivoque :*
« M. Londe lit une lettre de M. le docteur Guillon, dans
« laquelle ce dernier se défend d'avoir *altéré* le rapport de
« *la commission du prix d'Argenteuil,* il a seulement ajouté
« une note dans l'édition séparée qu'il a faite (1). »

« Ces quelques lignes n'ayant pas le caractère de la rectification que je vous demande depuis trois mois, ne démen-
tant rien, et laissant toujours planer sur moi la grave accusation d'avoir altéré le rapport de M. Lagneau, je suis dans
la nécessité de vous adresser cette protestation. Elle ap-
prendra à ceux qui l'ignorent que ce n'est point à cause des
prétendues altérations, qui n'existent pas dans cette publication du rapport, que M. Moreau en a demandé l'insertion
au *Bulletin.* Cet académicien en faisant cette proposition, et
votre compagnie en l'adoptant, ont eu en vue deux choses :
d'abord la réparation d'un oubli des usages et des précé-
dents de l'Académie ; en second lieu, ils ont voulu conserver
de la sorte ce savant rapport qui fait connaître l'état actuel
de la science sur la thérapeutique des rétrécissements de
l'urètre, où, après un consciencieux examen, suivi pendant
dix années par une commission nommée à cet effet par
l'Académie, en janvier 1839, sont exposés les résultats de
mes opérations.

« Je le demande, monsieur le secrétaire perpétuel, quel

(1) Pourquoi est-il question du rapport de la commission du prix
d'Argenteuil, dont la simple communication m'a été refusée?... Il s'a-
gissait du rapport fait par la commission nommée en janvier 1839, et
qui, depuis cette époque, s'est assurée de la valeur réelle de la méthode
de traitement que je présentai alors au concours.

pouvait être mon intérêt à faire le moindre changement à un rapport aussi honorable pour moi et qui se termine ainsi : « M. Guillon, auteur d'une méthode nouvelle au « moyen de laquelle on guérit aujourd'hui *complétement et* « *radicalement* une maladie aussi grave qu'elle est fréquente, « et qui avant lui était tout à fait incurable, *doit être encou-* « *ragé à persévérer dans ses travaux?* » (*Bulletin de l'Académie nationale de médecine*, t. XV, p. 613.)

« J'ajouterai que lorsque j'ai fait imprimer ce rapport pour MM. les académiciens, *et pour eux seuls,* les épreuves ont été soumises à M. Lagneau et corrigées par lui-même.

« Quant aux quelques notes que j'y ai ajoutées, je les ai signées de mes initiales, et dans la séance du 11 juin 1850, M. Londe et plusieurs académiciens *ont déclaré « qu'en agis-* « *sant ainsi je n'avais fait qu'user de mon droit.* »

« Mon respect pour l'Académie, COMPLÉTEMENT ÉTRAN-GÈRE A CE FAIT, m'impose l'obligation d'épuiser tous les moyens amiables pour repousser une calomnie qui porte atteinte à mon honneur d'homme et de médecin.

« La réparation que j'attends depuis le 30 avril 1850 ne m'ayant pas été accordée, bien que je l'aie sollicitée verbalement et par lettre, je viens la réclamer de nouveau, en m'adressant à vos sentiments d'équité. Les quelques lignes *équivoques* placées au bas de la page 854 du *Bulletin* du 15 juillet dernier ne m'ayant pas justifié, je ne puis rester plus longtemps sous le coup de cette accusation de faux, que je n'ai pas méritée. En conséquence, et votre collègue M. Moreau ayant démontré, dans votre séance du 11 juin, qu'en lui attribuant cette accusation on a outragé la vérité, j'ose espérer que vous ferez droit à ma réclamation.

« J'ai l'honneur d'être, monsieur le secrétaire perpétuel, votre très-humble serviteur.

Signé : « Docteur GUILLON. »

L'extrait de la note de M. Maulde, l'un des avocats éminents du barreau de Paris, démontra à l'Académie que MM. Dubois (d'Amiens) et Orfila, pour servir la cause qu'ils défendaient, ont trop oublié la vérité.

Je copie textuellement la *Revue médicale* (numéro du 15 juin 1852), fondée par le beau-père de M. Maulde.

BULLETIN MÉDICO-LÉGAL.

Encore le prix d'Argenteuil et l'Académie de médecine.

Le 25 février 1852, le tribunal de la Seine a prononcé son jugement sur le procès des exécuteurs testamentaires du prix d'Argenteuil avec l'Académie de médecine ; mais le jugement ne termine point ces fâcheux débats.

Ainsi que nous l'avions prévu, l'autorité judiciaire ne s'est point crue compétente pour juger elle-même les concurrents au prix d'Argenteuil ni pour instituer, comme on le lui demandait, une commission chargée de faire, à cet égard, l'office de l'Académie. Elle a eu raison. Il ne lui appartenait pas évidemment, comme le jugement le déclare, de s'immiscer elle-même, ni de conférer à des tiers le droit de s'immiscer dans l'appréciation de travaux et dans la distribution de récompenses scientifiques.

. . . .

S'il eût été moins préoccupé des questions de personnes et des rivalités professionnelles, l'honorable corps académique eût évité le reproche d'avoir sacrifié les intérêts du travail et de la science.

Il serait digne des représentants du marquis d'Argenteuil de réparer ce qui, quoi qu'on fasse, sera toujours considéré comme une injustice pour le corps médical.

Les nobles sentiments et le désintéressement des héritiers de M. d'Argenteuil sont trop connus pour qu'on puisse leur prêter la pensée de faire tourner à leur profit personnel ce que leur auteur a consacré à une autre destination ; mais ils ont, dit-on, la pensée d'abandonner à une œuvre de bienfaisance, la plus digne sans doute d'encouragement, une récompense destinée par leur auteur à l'art médical.

Qu'il nous soit permis de faire ici un appel à leur loyauté, à la fidélité dont ils ont fait preuve pour la mémoire de leur auteur. Mieux que nous, ils savent à quoi s'en tenir sur les décisions de l'Académie ; ils ne peuvent les considérer comme ayant force de chose jugée ; certainement à leur égard on ne peut dire de ces décisions : *Pro veritate habentur*. Qu'ils ne rendent donc pas les concurrents du prix d'Argenteuil victimes de ces décisions !

Bientôt maîtresse et possesseur des fonds sans condition, la famille d'Argenteuil pourra faire elle-même ce qu'elle demandait au tribunal. Rien ne peut l'empêcher d'instituer la commission dont elle réclamait la nomination par la voie judiciaire, et de faire examiner de nouveau par des hommes non moins dignes et non moins compétents que MM. de l'Académie les titres des concurrents. Cette commission pourra dire s'il est vrai que l'Académie a méconnu des droits acquis et la volonté du testateur, et elle ne craindra pas, elle, de décerner un prix, s'il est mérité.

Cette réparation est due enfin à des concurrents qui, non sans quelque raison, se croient autorisés à taxer de partialité les décisions qui les ont frappés.

Profitons de notre dernier mot sur cette affaire, pour répondre à un reproche qui nous a été fait à propos de ce que nous avons dit (*Revue médicale*, numéro du 30 mai 1851, p. 633) que l'Académie avait, dans sa séance du 2 octobre 1849, adopté non-seulement les conclusions, mais le rapport tout entier de M. Lagneau sur les travaux du docteur Guillon (1).

(1) Voici les conclusions de la commission que ce corps savant avait nommée en 1839 afin d'examiner la valeur de la méthode de M. Guillon pour guérir les rétrécissements urétraux anciens, qui étaient alors considérés comme inguérissables.

Ce n'est qu'après avoir suivi pendant plus de dix années consécutives les expérimentations de ce praticien que la commission a présenté à l'Académie le rapport dont il s'agit, et qui se termine de la sorte :

« *M. Guillon, auteur d'une méthode nouvelle au moyen de laquelle on*
« *guérit aujourd'hui complétement et radicalement une maladie aussi*
« *grave qu'elle est fréquente, et qui avant lui était tout à fait incurable,*
« *doit être encouragé à persévérer dans ses travaux,*

« Nous concluons, *en conséquence*, à ce que l'Académie adresse des
« remerciements à M. le docteur Guillon pour le progrès qu'il tend avec
« tant de zèle à faire faire à *la thérapeutique chirurgicale*, en ajoutant
« aux moyens déjà en usage sa manière de guérir les rétrécisse-
« ments urétraux de nature fibreuse.

« Nous croyons aussi, messieurs, devoir vous proposer, aujourd'hui
« qu'une commission nouvelle est saisie de l'appréciation des travaux
« qui vous ont été adressés pour le concours au prix du marquis

Les extraits du *Bulletin* officiel de l'Académie qui nous sont communiqués établissent que s'il y a eu erreur, ce n'est pas dans nos assertions, mais bien dans celles du secrétaire général lui-même, assertions que n'a pas craint de s'approprier M. Orfila, dans sa défense de l'Académie devant le tribunal.

Il résulte formellement de ces extraits que, contrairement à ce qu'ont avancé les représentants de l'Académie de médecine, cette Académie est dans l'usage fréquent de se prononcer non-seulement sur les conclusions, mais sur le corps même des rapports lus en séance, et qu'elle en a agi ainsi, notamment pour le rapport de M. Lagneau.

Extrait des Bulletins de l'Académie nationale de médecine, rédigé sous la direction de M. F. Dubois (d'Amiens), secrétaire perpétuel.

Tome XV, 2 octobre 1849. Rapport de M. **Lagneau** sur la méthode de traitement proposée par M. le docteur Guillon, pour la guérison des rétrécissements fibreux de l'urètre. On lit dans ce Bulletin, p. 11 : *Le rapport et les conclusions sont mis aux voix et adoptés.*

Tome XV, 15 mai 1850. Autre rapport. On lit dans ce Bulletin, p. 632 : *Le rapport est mis aux voix et adopté.*

Autre rapport qui donne lieu à une assez longue discussion. On lit dans ce même Bulletin, p. 640 : *Avec un amendement, le rapport est mis aux voix et adopté.*

Tome XV, 31 juillet 1850. Autre rapport aux conclusions duquel une modification est proposée. On lit dans ce Bulletin, p. 929 : *L'Académie adopte le rapport et les conclusions modifiées.*

Tome XV, 31 juillet 1850. Autre rapport. On lit dans le Bulletin, p. 960 : *L'Académie adopte, après une courte discussion, le rapport et les conclusions.*

Autre rapport. On lit dans le même Bulletin, p. 1014 : *L'Académie adopte le rapport et ses conclusions.*

« d'Argenteuil, de lui renvoyer ce rapport comme un document ayant
« directement trait à l'importante question qu'elle est appelée à juger.

Signé : « **Roux.**   **Lagneau,** *rapporteur.* »

(Bulletin de l'Académie de médeine, t. **XV**, p. 618.)

L'adoption de ce rapport est consigné à la page 11 de ce même tome XV, en ces termes :

« Le rapport et les conclusions sont mis aux voix et adoptés. »

Tome XVI, 15 octobre 1850. Autre rapport. On lit dans ce Bulletin, p. 30 : *L'Académie adopte successivement chaque conclusion et le rapport dans son ensemble.*

Tome XVI, mars 1851. Autre rapport. On lit dans ce Bulletin, p. 647 : *Le rapport ainsi réduit a été mis aux voix et adopté.*

Ces deux dernières adoptions ont été proclamées par M. Orfila lui-même, alors président de l'Académie.

Que deviennent sur ces textes précis les assertions de M. Dubois (d'Amiens), déclarant, dans sa lettre à la *Revue médicale* (voir le cahier du 15 juin 1851), que « les Académies « n'ont jamais à se prononcer sur le corps des rapports et « qu'on n'en met aux voix que les conclusions ? » Que devient surtout l'affirmation avec laquelle M. Orfila, devant le tribunal, a soutenu que « l'Académie n'a jamais adopté le « rapport de M. Lagneau et qu'elle en a laissé la responsa- « bilité à son auteur ? » Nous en soumettons l'appréciation à nos lecteurs.   MAULDE,

Avocat au Conseil d'Etat et à la Cour de cassation.

Maintenant que l'Académie doit être complétement édifiée sur des faits compromettants, consentira-t-elle à couvrir de sa responsabilité un déni de justice aussi flagrant que celui que M. Laugier a commis, en excluant du concours d'Argenteuil le tiers des compétiteurs, et en morcelant un prix qui devait être décerné en entier au plus méritant des vingt-cinq concurrents qui le briguaient ?...

Permettez-moi, messieurs, d'appeler, en terminant, votre attention sur ce passage du rapport de M. Laugier : « M. d'Ar- « genteuil, si l'on y fait bien attention, aurait autorisé l'A- « cadémie à désavouer son précédent jugement. »

Votre règle de conduite n'est-elle pas toute tracée par M. Laugier lui-même, dans ces quelques mots ?

www.ingramcontent.com/pod-product-compliance
Ingram Content Group UK Ltd.
Pitfield, Milton Keynes, MK11 3LW, UK
UKHW021724090726
13657UKWH00002B/501